緊急時にどう動く？

症状別

在宅看護

ポイントブック

監修●鈴木　央
編集●平原優美

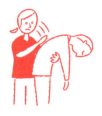
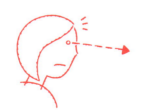
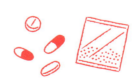
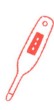

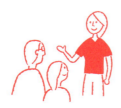

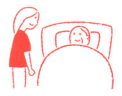

照林社

■監修

鈴木　央　　鈴木内科医院 院長

■編集

平原優美　　日本訪問看護財団立あすか山訪問看護ステーション 統括所長／
　　　　　　在宅看護専門看護師、訪問看護認定看護師

■執筆（執筆順）

鈴木　央　　鈴木内科医院 院長

平原優美　　日本訪問看護財団立あすか山訪問看護ステーション 統括所長／
　　　　　　在宅看護専門看護師、訪問看護認定看護師

齊藤泰子　　元・日本訪問看護財団立あすか山訪問看護ステーション

松尾　萌　　日本訪問看護財団立あすか山訪問看護ステーション

長内さゆり　天使大学看護栄養学部看護学科 准教授／在宅看護専門看護師

大杉　花　　拓海会訪問看護ステーション／在宅看護専門看護師

荒木和美　　日本訪問看護財団立あすか山訪問看護ステーション

永井千恵　　日本訪問看護財団立あすか山訪問看護ステーション

坪坂由希　　日本訪問看護財団立あすか山訪問看護ステーション

山岡栄里　　西武文理大学看護学部看護学科講師

大橋美和　　日本訪問看護財団立あすか山訪問看護ステーション／訪問看護認定看護師

田川由香　　兵庫県明石市医師会訪問看護ステーション／在宅看護専門看護師

土屋清美　　つむぐ訪問看護ステーション 所長／訪問看護認定看護師

船越政江　　訪問看護・リハビリステーションわたぼうし 看護部長／在宅看護専門看護師

はじめに

　多くの高齢者や障害児・障害者の方々が、治らない病気や障害と付き合いながら在宅療養を継続されています。介護ニーズと医療ニーズを併せもつ人々を地域で確実に支えていくためには、訪問診療、訪問看護、訪問歯科、訪問リハビリテーション、訪問薬剤指導などの在宅医療がチームを組み、暮らしのなかで小さな変化をキャッチし、病状予測を行うことが必要です。そして、家族や介護者には、医療用語ではない分かりやすい言葉で説明することが求められます。

　医療者が24時間ベッドサイドにいない在宅療養の場合、家族や介護者の観察力を高める支援を行い、なるべく早く連絡をとれるような信頼関係はもちろん、家族や介護者が訪問看護師の到着までに適切な対応をできるようなはたらきかけも不可欠です。

　本書は、在宅医療のパイオニアである鈴木央先生のご協力のもと、全国の訪問看護師および患者・家族・介護者の実際の声や対応を盛り込み、24時間質の高い看護が提供でき、看護師が在宅や施設で命にかかわる緊急事態に遭遇しても適切に判断できることを目的に作成しました。

　私たち訪問看護師は、患者の生命力を最大限に引き出し、体のしくみと病状からケアを導き出すことで、"いのち"と"暮らし"の両方の視点から生活障害と病気の関係をつなげて考えています。緊急対応では、患者・家族・介護者からの電話に対して、症状の変化について優先順位を頭に浮かべながらインタビューし、主治医や訪問看護師が駆けつけるまでに対処してもらうことを適切に指導します。時には生命の危機を察知して、主治医と相談しながら専門医療へとつなげることも重要です。

　病状の変化にあわてた家族が救急車を呼んでしまうこともあります。救急隊はすぐに駆けつけてくれますが、受け入れ病院を探すのに時間がかかることがよくあります。やっと受け入れ先が決まっても、到着後、診断に至るまでの検査に時間がかかり、治療開始が遅くなることもあります。あすか山訪問看護ステーションの所在地である東京都北区では、65歳以上の高齢者はA4サイズの紙に病名やかかりつけ医を記載し、筒に入れて冷蔵庫に入れることを取り決めています。救急隊が駆けつけると、まずかかりつけ医に連絡をし、適切な医療がすぐに在宅で開始されるか、あるいは、かかりつけ医から専門病院へ連絡が入り情報提供できるので、搬送後すぐに治療が開始できます。このように、命にかかわる緊急事態であっても、まずは病歴や現状をよく理解している主治医が医療機関と連携することが一刻を争う事態のなかでも重要なのです。

　訪問看護師が現場で遭遇しやすい緊急事態・症状や生活障害による生命の危険、QOL（生活の質）の低下などを整理し、適切な症状判断・対応へとつなげるマニュアルとして本書を活用することで、ステーションや施設ごとの緊急対応時のケア格差を少なくすることができればとも考えました。安心して在宅療養が継続でき、不必要な入院が減ることを願っています。

2015年7月

平原優美

CONTENTS

在宅医からのメッセージ
訪問看護師として緊急事態にどう備える？　　　鈴木　央　　iv
在宅看護における緊急時対応の流れ　　　　　　平原優美　　xi
本書の構成と 在宅での緊急時対応チェックポイント　平原優美　　xii

Ⅰ 意識障害

意識障害　在宅ではココが重要！　　　　　　　平原優美　　2
1. 意識レベルの低下（終末期を除く）　　　　　平原優美　　4
2. 認知機能障害　　　　　　　　　　　　　　平原優美　　9
3. 失神　　　　　　　　　　　　　　　　　　平原優美　　14
4. 小児の意識障害　　　　　　　　　　　　　齋藤泰子　　18

Ⅱ 発熱

発熱　在宅ではココが重要！　　　　　　　　　平原優美　　24
1. 高熱　　　　　　　　　　　　　　　　　　松尾　萌　　26
2. 微熱　　　　　　　　　　　　　　　　　　平原優美　　33

Ⅲ 急性疼痛

急性疼痛　在宅ではココが重要！　　　　　　　長内さゆり　38
1. 激しい頭痛　　　　　　　　　　　　　　　長内さゆり　40
2. 激しい腹痛　　　　　　　　　　　　　　　長内さゆり　47
3. 激しい胸痛　　　　　　　　　　　　　　　長内さゆり　54

Ⅳ 呼吸器症状

呼吸器症状　在宅ではココが重要！　　　　　　大杉　花　　60
1. 高齢者の呼吸困難　　　　　　　　　　　　大杉　花　　62
2. 痰　　　　　　　　　　　　　　　　　　　大杉　花　　67

V 消化器症状

消化器症状　在宅ではココが重要！	荒木和美	72
1．吐き気（悪心）・嘔吐	荒木和美	74
2．嚥下障害	永井千恵	80
3．便秘	坪坂由希	90
4．腹部膨満	山岡栄里	96

VI 浮腫

浮腫　在宅ではココが重要！	大橋美和	102
1．顔面・全身の浮腫	山岡栄里	104
2．下肢の浮腫	大橋美和	108

VII 睡眠障害

睡眠障害　在宅ではココが重要！	田川由香	114
1．入眠困難	田川由香	116
2．昼夜逆転	田川由香	122
3．睡眠中に目が覚める	土屋清美	127

VIII 歩行障害

歩行障害　在宅ではココが重要！	船越政江	136
1．高齢者の歩行障害	船越政江	140
2．姿勢が保てない	船越政江	145

■在宅看護のワンポイント

　窒息への対処　89／　安楽な体位の工夫　112

■在宅での緊急時に役立つ資料

1．意識障害判定スケール　150／2．救命処置の基本　152／3．疼痛評価スケール（ペインスケール）　153

索引　154

本書で紹介しているアセスメント・ケア方法などは、各執筆者が臨床経験をもとに展開しています。実践により得られた方法を普遍化すべく努力しておりますが、万一本書の記載内容によって不測の事故等が起こった場合、執筆者、出版社はその責を負いかねますことをご了承ください。

在宅医からのメッセージ

訪問看護師として緊急事態にどう備える？

鈴木　央

在宅で訴えがある症状はさまざま

　在宅療養は、基本的に病院や診療所に通院困難な、あるいは生活の中にさまざまな看護的支援が必要な患者さんがその対象です。多くの方々が疾病や障害を抱えながら、日々生活をしています。このため、何か病気を発症すると重症化しやすく、健常な人より多くの注意が必要です。在宅療養中の人は、症状やそれに対する不安をしばしば訪問看護師に訴え、訪問看護師としては一例一例ていねいに対応する必要があります。

　症状は広範であり、多岐にわたります。対応に困ることも少なくないと思われますが、ポイントを絞ることはできるはずです。それには、もともとの疾病や障害からどのような症状や病状が予測されるか、それに対する準備や対策をどのように講じているかが、非常に重要となってきます。

　例えば、肺がん末期で在宅療養中の68歳の男性のケースを考えてみましょう。

　骨転移が左肩に確認されている状態です。ある日強い左肩の痛みが出現し、"耐えられない"と訪問看護師に連絡がありました。最終的な診断は在宅主治医が行うことになりますが、おそらく多くの訪問看護師は、これはがん骨転移にかかわる突出痛を否定する情報（病的骨折や心筋梗塞などのほかの疾病の可能性を考えるようなエピソードの有無）やバイタルサインがなければ、突出痛に対する適切なレスキュー薬を使用して

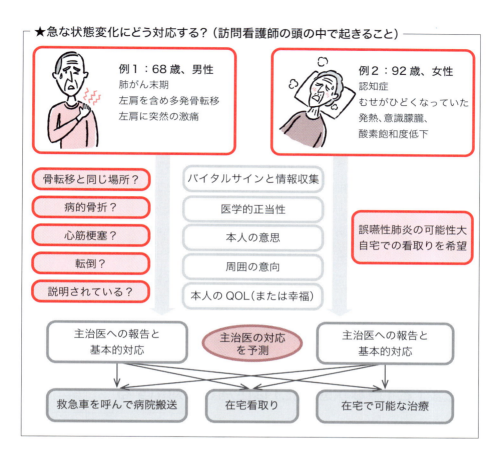

問題を解決しようとするはずです。

　このような場合のコールは、問題をできるだけすみやかに解決する必要という意味では「緊急事態」と呼べるかもしれませんが、訪問看護師にとっては「急変」ではありません。予測可能な変化が現れ、その原因と対処法が明らかになっている場合には「急変」とは考えず、決められたとおりに在宅で対応していくことになるはずです。

　次のケースではどうでしょう。

　認知症で長く在宅療養している92歳の女性です。最近食事のときにむせこむことが増えてきました。口腔ケアや摂食・嚥下リハビリテーションを行い、嚥下食も導入してきました。誤嚥性肺炎を起こす可能性につ

いても説明済みです。ご家族はできれば自宅で最期まで看ていきたいと希望されていました。

　ある日、38.5℃の高熱、痰が増え呼吸が苦しそうということで、緊急訪問看護の依頼がありました。血圧は120/62と保たれていますが、酸素飽和度は86％、脈拍は120/分でした。もちろん、すみやかに在宅主治医に連絡を取るべきですが、訪問看護師はどのような事態が生じ、どのような対処がなされるか予測したうえで行動していきます。在宅主治医の往診、誤嚥性肺炎の発症を推測し、抗菌薬の投与、在宅酸素療法の導入、吸引器の設置と指導、家族の負担を考え、入院か在宅どちらで療養するのかなど、改めて意思決定にかかわることが当面の行動課題でしょう。

　このケースも「急な状態変化」は生じましたが、起こりうる事態があらかじめ予測されていて、家族に説明もされています。療養の場所、看取りについての意思決定もなされているので、「緊急事態」ではありますが「急変」ではありません。訪問看護師は少しもあわてる必要はないのです。

「急変」と「急な状態変化」は区別して対応する

　「急変」という言葉は、医療者がまったく予測していなかった急激な病状変化が現れたときに使用するべきです。上記2つのケースであれば、「急変」ではないことが、皆さんにも理解していただけるでしょう。「緊急事態」には、予測されている「急な状態変化」と予測困難であった「急変」が含まれており、区別して対応するべきだと考えられています。

　例えば、がんで療養されていた人が、心筋梗塞による急な胸痛を訴え、血圧も低下、酸素飽和度も低下している場合は「急変」に該当します。まず何が起こったのかを考え、最終的な判断は在宅主治医が行います。訪問看護師の役割は、状態観察の結果をできるだけ正確に、そして効率よく情報提供することです。もし在宅主治医が、在宅で可能な検査の範囲だけでは診断しきれない、あるいは在宅で対応することが困難というこ

とになれば、病院に搬送することも十分にありうることを予測する必要も生じてきます。

　病院か自宅での療養継続かを考え、訪問看護師として迷いが生じるかもしれません。もしこのケースが次のような状況にあったとき、どう考えるでしょうか。

・病院での治療やケアがつらく、本人や家族は二度と入院したくないと考えていた。
・在宅での生活は充実しており、本人も家族も深く満足していた。
・残された予後は、せいぜい2〜3週である。

　このような場合には、本人の気持ちを考えると痛みと苦痛だけをコントロールして、自宅で過ごさせてあげたいと考えがちです。もちろん、その選択肢もあるわけですが、患者さんとご家族が十分に理解されたうえで最終的な選択を行うことが最も重要です。そのためにも、私たち医療者の考え方を整理する必要があります。

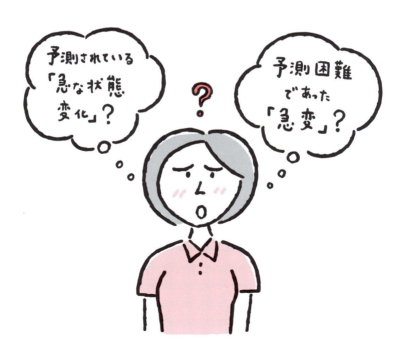

療養の場所を考えるとき

　在宅での療養は、患者さんの生活を重視するものです。在宅療養により生活を支援することで、生きる意味や居場所を見出す患者さんも少なくありません。しかし、入院して治療するとなれば、療養場所の変更による精神的なダメージを受けることもあります。もちろん救える命は救わなければなりませんが、入院という選択を行ったとしても、命を救えずに病院での看取りになるかもしれません。その人は人生の最終段階をどこで過ごすことを希望していたでしょうか。もし在宅での看取りを強く希望していたのであれば、たとえ救命の確率が大幅に低下したとしても在宅で可能な範囲の治療を行い、回復しなければ看取りになるという選択肢もまた存在しています。

　支援を行う医療者も迷いますが、実際に選択を行う患者さん自身やご家族はさらに迷います。皆さんなら、このようなときにどのように考えるでしょうか。

　ここでは医療的な判断に迷ったときに使用する、臨床倫理の4分割法という考え方を紹介したいと思います。

　臨床倫理の4分割法とは、医療的な決定を行う際に、「医学的適応」「本人の意向」「周囲の状況」「本人のQOL」を総合的に考えながら、方向性を探っていくやり方です。

　先ほどの心筋梗塞を発症したがん終末期の患者さんの場合、医学的適応としては、十分な検査のもと心臓カテーテルを行い、必要に応じて冠動脈の再開通をめざすことになります。心臓カテーテルは在宅で行うことはできないので、入院となります。しかし、本人の意向は、痛みや苦痛がコントロールできるのであれば、最期まで自宅で過ごしたいというものでした。

　周囲の状況としてはどうでしょう。ご家族の気持ちも本人と一緒です。しかし、症状コントロールが十分につかなければ不安は大きく、自宅で

看ていくことは困難になるかもしれません。一方、心筋梗塞の治療がうまくいったとしても、残された時間が延びるわけではありません。さらに、本人の幸福を考えたとき、心筋梗塞の治療を行い数日で退院できればよいのですが、もし身体機能がひどく衰えていたら退院できずに、病院で最期を迎える可能性も十分に考えられます。本人の意向どおりの最期を迎えられないとしたら、そのQOL（あるいは幸福度）はどのように評価するべきでしょうか。少なくとも、大変高いQOL、あるいは幸福であるという評価はしにくいと考えられます。

　もう一つの問題は、このような状況で在宅主治医が症状コントロールをきちんと行うことができるかです。幸いなことに多くの場合、モルヒネは心筋梗塞の症状改善に有用であり、どうしても症状がコントロールできない場合は、鎮静という手段もあります。看取りをゴールとすれば、医療的な介入のハードルは相当下がると考えられるのです。

★臨床倫理の4分割表

Medical Indication 医学的適応
（Beneficience, Non-multiscience：恩恵・無害）
チェックポイント
1. 診断と予後
2. 治療目標の確認
3. 医学の効用とリスク
4. 無益性（futility）

Patient Preferences 患者の意向
（Autonomy：自己決定の原則）
チェックポイント
1. 患者の判断能力
2. インフォームドコンセント
（コミュニケーションと信頼関係）
3. 治療の拒否
4. 事前の意思表示（Living Will）
5. 代理決定（代行判断、最善利益）

QOL
（Well-Being：幸福追求）
チェックポイント
1. QOLの定義と評価
（身体、心理、社会、スピリチュアル）
2. 誰がどのような基準で決めるか
3. 偏見の危険
4. 何が患者にとって最善か
5. QOLに影響を及ぼす因子

Contextual Features 周囲の状況
（Justice-Utility：公平と効用）
チェックポイント
1. 家族や利害関係者
2. 守秘義務
3. 経済的側面、公共の利益
4. 施設の方針、診療形態、研究教育
5. 法律、慣習、宗教
6. その他（診療情報開示、医療事故）

白浜雅司：臨床倫理とは何か．緩和医療学2001；3（1）：8．より一部改変して転載

「急な状態変化」と「緊急事態」が起こったら

　在宅医療では、状態の変化を予測することが最も重要なアセスメントです。その人の疾病や障害に応じてどのような変化が起こりうるかを考え、その対策の選択肢を整理し、きちんと説明しておくことが重要です。この準備を行っていることが「緊急事態」を乗り切る大きな助けになるはずです。もし状態が微妙に変化し、その状態に応じて生じうる病態が変化したとしたら、そのつどアセスメントし、説明を細かく行うこと。これが意思決定にとっても大きな役割になります。

　さらに想定していない事態が起こったとき、情報収集を行い、病態のアセスメントを行うことは、訪問看護師として大切な役割の一つです。それは主治医の判断を助け、患者さんやご家族の意思決定を支援し、より豊かな人生の最終段階につながることになるはずです。

　在宅主治医と意見が異なることもあるでしょう。しかし、本人やご家族の生活を見守ってきた訪問看護師としての意見は伝える必要があります。そのうえで、在宅主治医が最終的な判断を下すのです。一例一例ごとに、それぞれの病状や事情により結論が変わってくる、ナラティブやエビデンスを内包したPatient-based-Medicine（Nursing）が行われることになると思われます。余談ではありますが、在宅主治医の看取りに対する対応力向上も課題になると考えています。

　本書が、訪問看護現場における緊急事態の対応力向上の助けになることを祈念しています。

〈文献〉
1）白浜雅司：臨床倫理とは何か．緩和医療学 2001；3(1)：3-12.

在宅看護における緊急時対応の流れ

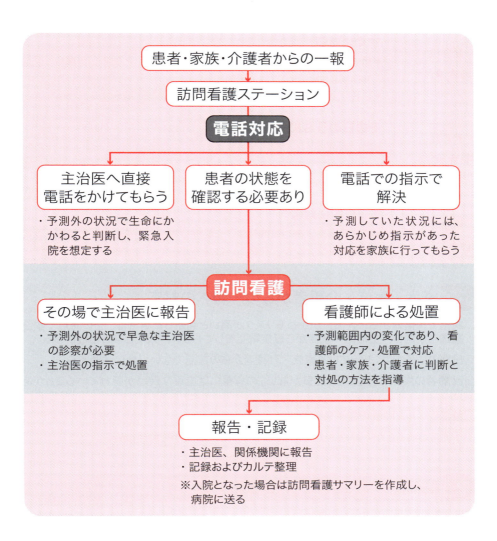

本書の構成と
在宅での緊急時対応チェックポイント

本書では、各症状・状態における緊急度のめやすを★マークで示した。

緊急度 高★★★

すぐに対応
- 患者・家族(介護者)からの電話で緊急度が高いと判断した場合、訪問する前に主治医に電話で連絡する。
- さらに訪問し、アセスメント後に電話で連絡・報告する。

緊急度 中★★☆

その日のうちに対応
- 訪問看護後、主治医へ報告する。
- 主治医の診察を受ける必要があると判断した場合は、訪問看護終了後に電話(ファクシミリ・メール)で往診を依頼する。

緊急度 低★☆☆

7日以内に対応
- 訪問看護終了後、数時間様子を観察してから、そのときの状態も含めて電話・ファクシミリあるいはメール等で報告する。

1 患者・家族・介護者からの一報への対応

- ☐ 電話での情報から、人命にかかわるリスクが高いと判断した場合は、その時点で救急搬送を予測し、主治医へ家族から直接電話をしてもらい、入院となる場合がある。
- ☐ 日常の様子をよく知っている家族・介護者からの電話でない場合に注意する。
- ☐ 高齢者の場合、「何となく元気がない」の背景には重篤な疾患が隠れていることがある。
- ☐ 意識レベルと呼吸の様子を確認する。
- ☐ 予測できることか、原疾患から予測できない緊急事態かを見きわめる。

2 訪問時のアセスメントと看護ケア

- ☐ 日ごろの様子との違いを見きわめる。
- ☐ 過去に繰り返している急変については、解決策を家族に確認する。
- ☐ あらかじめ主治医と予測していた症状であれば、訪問看護師の対応で十分である。
- ☐ 原疾患から予測できない症状の場合は、意識レベル・呼吸・循環の基本的アセスメントにより適切な主治医への報告を行う。

3 主治医への報告

- ☐ 患者・家族の電話の情報から至急診察が必要な状況の場合は、まず主治医へ報告し状況により往診を依頼する。
- ☐ 人命にかかわる場合は家族の言葉を伝言せず、直接主治医と家族が話すことが重要である。
- ☐ 急性の場合：電話で観察した内容に予測を加えずに報告する。
  慢性の場合：あとで、ファクシミリ・メールで報告することも可能である。
- ☐ いつ・誰から・どのような内容（「入浴中から呼吸困難がひどくなった」等）の電話があり、訪問時どのような状況でどのような対応をしたのか、また相談したい内容を簡潔に伝える。
- ☐ 緊急時以外の主治医への報告は、主治医の多忙でない時間帯に電話をするように心がける。

例

Aさんの件で報告です。
　　対象者の氏名

7月14日18時40分に、ご家族からAさんが急に頭全体の痛みを訴え、意識がもうろうとしていると連絡がありました。
連絡があった日時　　誰から　　　　　いつから　　症状　　　随伴症状
　　　　　　　　　　　　　　　　　どこが
　　　　　　　　　　　　　　　　　どのように

訪問して状態を確認したところ、嘔吐1回あり、左片麻痺、呂律のまわり不良、意識レベルⅡ-30、瞳孔の左右差を確認しました。
　　　　　　　　　　　　　　訪問時のアセスメント

血圧190/100、脈拍100、SpO₂ 96％、体温36.8℃です。
　　　　　　　　　　　バイタルサイン

脳血管障害を引き起こしていると思われます。現在ベッドで安静にされています。
　考えられる原因　　　　　　　　　　現在の状況
先生の往診が必要な状態と考えました。よろしくお願いします。
　　　　主治医に判断してもらいたいこと、依頼したいこと

4 患者・家族・介護者への説明、日常生活の注意点

- ☐ 異常の発見者はまず家族や介護者であり、不安や緊張感をもちながら対応してくれていることに配慮する。
- ☐ 緊急時対応で看護師が判断したことは、必ず説明を行ったうえで主治医に連絡をとる。
- ☐ 自宅の環境要因や日常生活の変化を理解したうえで症状をアセスメントする。
- ☐ 適切な介入方法や今後予測できることを説明し、家族にできるケアを提示する。

記録のポイント

☐ カルテには、患者・家族からの電話がいつあり、どのような対応をしたのか、時系列に記載する。

> 【カルテの主な記載事項】
> ・対象者(介護者)から連絡が来たときの時間と内容
> ・電話で指示・依頼した内容
> ・訪問時間、訪問時の対象者の状況
> ・アセスメント内容、アセスメントから判断した内容
> ・対応内容(ケア内容、その後の状況)
> ・主治医へ報告した場合→患者・家族などに同意を得たこと、報告した内容
> ・主治医から指示があった場合→指示内容、実施した内容
> ・主治医の往診があった場合→診断や治療方針など
> ・ケアや説明に対する患者・家族、介護者の反応

☐ 症状・状態が経時的に変化する可能性があるため、確認したことの変化を記録する。

☐ 勤務時間外に訪問看護を行った場合、忘れずに翌日カルテを記載する。

☐ 訪問時の看護師の観察だけでなく、夜間の家族やヘルパーの観察なども記録に書き取る。

☐ 日常的な様子を看護師が把握できるよう、患者にかかわる人がノートを利用して情報を共有するとよい。

☐ 緊急入院となる場合があるので、家族のキーパーソンを記録しておく。

I
意識障害

意識障害　在宅ではココが重要！

① 意識レベルの低下（終末期を除く）

② 認知機能障害

③ 失神

④ 小児の意識障害

意識障害 在宅ではココが重要!

👉生命の危険をまねく意識障害と、せん妄や認知症などを見きわめる

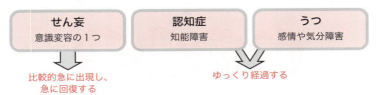

👉バイタルサイン、全身状態の確認が重要

- 呼吸状態、血圧、脈拍、体温の変化を確認する。
- 瞳孔・眼球所見、日常生活の様子、発症時の様子も確認する。
- 意識レベルはスケール（JCS、GCS）で評価する（→p.150〜151）。

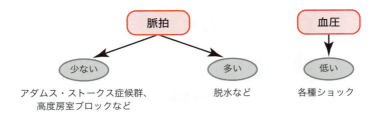

👉高齢者、肝硬変、高血圧、糖尿病の患者は起こしやすい

- 知り得ている情報から、あらかじめ意識障害を起こすシチュエーションを想定しておく。
- 高齢者で転倒を頻回に起こす場合は、意識混濁や一過性の意識障害が原因となっていないかを確認する。

★意識障害をきたす主な疾患

- 脳神経・脳血管障害（出血・梗塞）、てんかん後、認知症（便秘時など）
- 代謝障害（電解質[脱水]、血糖、アンモニア）
- 呼吸器障害（CO_2ナルコーシス）
- 循環器障害（アダムス・ストークス症候群）

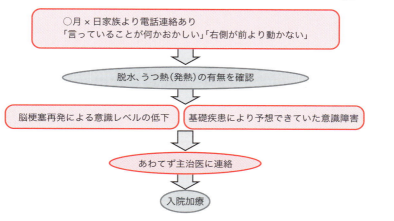

在宅では脱水・熱中症による意識障害に注意

- 食事量が少ない人（低栄養）は脱水を起こしやすい。食事量を確認し、脱水や低血糖の場合は迅速に対応する。
- 冬場に隠れ脱水になる高齢者は多い。夏場は家族も気をつけるが、冬場は意識障害・意識混濁への対応が遅れることがあるので注意する。

意識レベルは時間の経過で変化することがある

- はじめて起こったのか、以前にも起こったことがあるのか、突然起こったのか、前兆があったのかを確認する。

前日：「何か言っていることがおかしい」　→　翌朝：「起こしても目覚めない」

薬の作用で起こる場合もある

- 薬の二重内服がないか、売薬を自己判断で買っていないかを確認する。介護者や家族にもわかるように服薬カレンダーでチェックする。

死を前にした症状の１つとして出現することがある

- 意識障害は原因が多岐にわたり、死に至ることもある。念のための対策が必要である。

〈文献〉
1) 藤崎郁：神経系のフィジカルイグザム．フィジカルアセスメント完全ガイド第2版，学研メディカル秀潤社，東京，2012．

意識レベルの低下（終末期を除く）

緊急度

意識レベルの低下とは	★意識レベル低下時の症状		
	意識の混濁	・名前を呼ぶなどの呼びかけに対して反応がない、もしくは言葉ではなく身振りでの反応 ・意識障害の程度が高い場合は反応がまったくない。家族に了解をとり、爪甲部の圧迫、乳頭部をつねる、胸骨部を手で押すなどしても反応がない（JCSによる意識障害の分類）➡p.150参照	
	意識の変容	せん妄	・軽度の意識混濁に錯覚、幻覚、妄想、興奮、不安、恐怖感など
		もうろう状態	・正常な判断ができず錯覚、幻覚、不安などある ・回復した後はこのときの記憶がないことが多い
		アメンチア	・意識混濁は軽いが、思考がまとまらない ・困惑した表情で落ち着かない
考えられる原因・疾患	頭蓋内 脳卒中、感染症（脳炎、髄膜炎）、てんかん発作、脳腫瘍、外傷など		頭蓋外 ショック、感染症（敗血症、肺炎など）、中毒、代謝疾患、電解質異常

1 患者・家族・介護者からの一報への対応

 患者・家族・介護者からの訴えの例

「呼びかけても反応しない」「いつもと比べて様子がおかしい」「ろれつがまわっていない」

①症状の確認・返答例	②考えられる原因	③訪問看護師到着までの指示
外的刺激に対してどのような表情をするか		
「手をつねっても表情の変化なし」	・心原性ショック（心筋梗塞など）	・顔を横に向ける ・衣服をゆるめ、掛け物をかけて保温する ・狭心症や心筋梗塞の既往があり、頓服薬があれば、舌下する
「姿勢が反り返ったり、手足が不自然な曲がり方をしている」	・脳卒中や脳内異常	

「"はい"と返事はできる」	・せん妄 高齢者は特にせん妄になりやすい	・夕方から夜間にかけて増悪する可能性を伝える ・感情が障害され、大声をあげても無理に抑制しないよう話す

手や足、顔色はどうか

「手足は触ると冷たい」 「顔色は悪く、血の気がない」	・各種ショック（心筋梗塞など） ・低血糖	・衣服をゆるめ、掛け物をかけて保温する ・糖尿病で低血糖の既往があれば、ブドウ糖（アメ、チョコレートなど）を口に入れる

呼吸は多いか

「呼吸はハアハアしてつらそう」	・呼吸不全	・本人が楽な姿勢をとる ・ギャッジアップできるベッドであれば、頭側を上げる
「呼吸が大きくなったり、弱くなったりする」	・脳血管障害	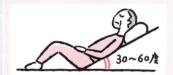

出血はあるか、脈拍はどうか

「出血状態はわからない」 「脈拍はドキドキしている」	・循環血液量減少性ショック	・頭部を下げ、保温状態にして安静保持

何をしていた後か、脈拍はどうか、吐いたりしたか

「ポータブルトイレに座ったら急に」 「脈拍はゆっくりで少ない」 「少し嘔吐していた」	・神経原ショック（迷走神経反射）	・そっと床に寝かせる ・心臓疾患の既往がなければクッションなどで足を上げる ・吐物を処理し、においによる嘔気を予防する

❶ 意識レベルの低下

熱はあるか		
「熱い」	・敗血症性ショック	・保冷剤を鼠径部や腋窩にあてクーリングする

医療管理を行っているか		
「中心静脈栄養などのポートがある」 「深い床ずれがある」		

頭など打っていないか		
「転倒して頭を打った」	・頭部外傷による意識障害	・体を動かさず、出血していたらガーゼやタオルで止血する

けいれんは起こしていないか		
「さっき体がけいれんを起こしていた」	・脳障害	・大きな音は避けて、けいれん止めの座薬が処方されていたら挿入する ・ふたたびけいれんが起きた場合、何分くらいけいれんを起こしたか、計る

【糖尿病患者の場合】
食事はとっていたか、糖尿病の薬を飲んだあと食事ができていたか、汗はかいているか

「食欲がないからと食べていない」 「いつもより少ない」 「汗をびっしょりかいている」	・低血糖発作	・処方されているブドウ糖があれば口に入れる ・なければ、家にある砂糖を口に入れてなめる ・熱いタオルで拭き、寝衣を替える。できなければ、乾いたタオルを挿入する

【肝不全患者の場合】
顔の黄色が強くなっているか、手の震えはあるか

「最近急激に顔が黄色になった」 「そういわれれば手が震えているよう」	・肝性脳症	・患者の多くは腹水などもあるので、安楽な姿勢（横向きなど）をとる

2 訪問時のアセスメントと看護ケア

- 2〜3日の間に転倒で頭を打っていないか
- 食事や睡眠などいつもと違う様子はないか
- 薬の変更はあったか

①患者状態	②考えられる原因・疾患	③対応・看護ケア
呼吸の障害がある SpO$_2$は低い	★★★ ・頭蓋内の状態変化による気道閉塞や換気障害による低酸素血症 ・高二酸化炭素血症	・気道の確保（異物除去のため吸引器により吸引し、用手的気道確保） ・主治医に連絡をとる ・在宅酸素があればSpO$_2$が98％になるように酸素を投与する
唾液や嘔吐物が気道を閉塞している（肺や気道に副雑音）		
舌根沈下あり		
血圧が低い（通常の血圧より30以上低い）呼吸数減少	★★★ ・末梢循環不全 ・ショック	・保温 ・足を小枕などで上げて循環を助ける ・緊急な医療対応が必要なので、主治医の判断で救急搬送
爪床部を押して爪の色が戻るのに3秒以上かかる		
蒼白、冷汗		
頸部硬直がある	★★★ ・髄膜炎やクモ膜下出血、脳出血、頭蓋内圧亢進による髄膜刺激症状	・頭を平らにし、動かさないように固定する ・緊急な医療対応が必要なので、主治医の判断で救急搬送
眼球の位置が左右ずれている		
過呼吸と無呼吸を交互に繰り返す（チェーンストークス呼吸）	★★★ ・間脳レベルの障害（心不全や肺炎、尿毒症でもみられる）	
休みなく続けての過呼吸で吸って吐いての連続した呼吸	★★★ ・脳幹部レベルの障害	
瞳孔の異常		
ペンライトにて対光反射の減弱、消失		

意識レベルの低下

呼気臭が甘い	★★☆	・血糖値測定をした結果、低血糖の場合にはブドウ糖を投与
糖尿病の既往がある	・代謝異常 ・低血糖 ・高血糖 ・肝性脳症	・羽ばたき振戦などがないか確認
肝不全の既往がある		

3 主治医への報告

- 家族から発症前後の状態を聴取したことを伝える。
- 救命についての日ごろの本人の希望や家族の現在の希望の確認を行い報告する。

> **例**
> Aさんは、気管切開などの医療による延命は日ごろから望まれていませんでした。現在家族も積極的な医療処置を望まれていません。

4 患者・家族・介護者への説明、日常生活の注意点

- 看護師として意識障害から考えられることを、これまでの慢性疾患の既往歴や病歴を考慮して説明する。
- 意識障害は原因が多岐にわたるが、死に至ることがある。念のための対策が必要であり、主治医へ早急に連絡をとり対応が必要であることを説明し、同意を得る。
- もともとの疾患や病状から、本人が延命を望まないと意思表示があったり、家族と本人、主治医と意識障害が引き起こされた場合の対応の話し合いがあったか確認し、希望に即した行動をとる。
- 主治医と連絡した結果および救命処置が行われるまでに対処できることを説明する。
- 意識がもとに戻ってもまた急激に変化する場合があること、観察が必要であることを伝える。
- いつもと違うことがあればすぐに知らせるよう伝える。
- 高齢者の場合、意識の変化、せん妄状態は、他の疾患のサインになっている場合がある。考えられる疾患には、肺炎、感染症、薬物、水分・電解質障害、代謝異常、低酸素、低血圧、尿閉、宿便などがある。
- "なんとなく目や表情などがいつもと違う"という感覚が大切であることを日ごろから伝える。

〈文献〉
1) 高木永子監修：看護過程に沿った対症看護 病態生理と看護のポイント 第4版．学研メディカル秀潤社，東京，2010．
2) 日野原重明編：フィジカルアセスメント－ナースに必要な診断の知識と技術－第4版．医学書院，東京，2006．

2 認知機能障害

緊急度 ★☆☆

認知機能障害の特徴	・認知機能とは、記憶、思考、理解、計算、学習、言語、判断などの知的な能力のことをさし、自分自身を認識していることである。 ・認知機能障害とは、せん妄、認知症、健忘およびほかの認知障害のことである。高次機能、全般的な判断力や実行に移すことができる機能が障害され、社会生活に支障をきたした状態である。

認知機能障害は意識障害(せん妄)、注意障害、意欲障害、知能障害(認知症など)、記憶障害、失語-失行-失認、遂行障害、攻撃性など感情障害、社会性障害などを含む

★認知機能障害の症状

症状	定義	特徴
せん妄	認知レベルの変動を伴う特殊な意識障害	・環境に対する明瞭さや意識性の低下、注意能力・集中力の低下により、最近のことを忘れてしまう ・時間や人の見当識、言語障害がある ・誤った解釈や錯覚、幻覚がある ・運動能力も低下しバランスを崩しやすい
認知症	記憶を含む複数の要素的認知機能障害を中核とする感情、意欲、行動の障害、精神障害を含む	・せん妄にみられるような意識混濁や急速な発症はみられない。人格変化もみられ、精神機能や行動は減退していく ・何歳でも起こるが高齢者に多い ・認知症のタイプ* 　アルツハイマー病　65% 　アルツハイマー病を併発する血管性認知症　10% 　レビー小体型認知症　7% 　レビー小体型認知症をともなうアルツハイマー病　5% 　血管性認知症　5%
健忘症	意識混濁や他の認知的症状がない顕著な記憶障害	・ウェルニッケ－コルサコフ(Wernicke-Korsakoff)症候群 ・一過性全健忘　など

考えられる原因・疾患	・大脳皮質の機能障害によりいったん獲得した知的水準が低下したことによる。 ・せん妄は脳の代謝が広範に障害された状態。 ・外傷、感染、脳血管の破裂など、原因不明の脳の構造的・神経科学的変化で起こる。

*Zurad E: New treatments in Alzheimer's disease: a review. Drug Benefits Trends, 2002.より

MEMO　ウェルニッケ－コルサコフ(Wernicke-Korsakoff)症候群
　ビタミンB_1の欠乏によって起こるウェルニッケ脳症に記憶喪失や作話が加わったもの。アルコール依存症に由来する栄養失調が原因で、外傷や脳卒中など器質的原因によっても引き起こされる。

認知機能障害

> **MEMO** 老年期うつ病
> 老年期うつ病は抑うつ気分が目立たない一方で、不安、焦燥が目立ち、希死念慮や自殺企図をしばしば伴う。妄想、せん妄や仮性認知症をきたしやすく、認知症との鑑別が必要である。

1 患者・家族・介護者からの一報への対応

📞 患者・家族・介護者からの訴えの例

「言われた言葉を忘れてしまう」「同じ質問を何回も繰り返す」「これまでできていた料理ができなくなった」「好きだった時代劇のテレビを集中して見なくなった」

①症状の確認・返答例	②考えられる原因	③訪問看護師到着までの指示
物忘れなどは急激に起こったか、少しずつの変化か		
「少しずつの変化」	・認知機能障害の可能性が高い 意識障害は急激に発症し、緊急性が高い場合がある	・危険なものや誤って口にしてしまうもの、薬などは本人が混乱しないように別の場所に置いておく
「急な変化があった」	・せん妄 ・頭蓋内病変（脳卒中、認知症など）	・水分を十分にとる ・食事が食べられそうであれば十分にとる
睡眠薬を内服しているか		
「いつもと同量を内服」	・認知機能障害、認知症 昼間は起きているにもかかわらず、知的機能の明らかな低下がある 薬物による一過性の意識障害であれば睡眠と覚醒は交互にはなく、十分な覚醒がない	・昼間はしっかり起きてリズムをつくる ・顔がわかり、なじみのある家族が対応する ・静かな環境に整え、ストレスをなるべく減らす
夜は眠れて、昼間は起きているか		
「夜は眠れており、昼間はいつものように起きている」	・健忘症	・水分や栄養を十分とる ・便秘や感染症がないかを確認する

2 訪問時のアセスメントと看護ケア

- 急に起こったのか、1～2か月前からの変化か
- 電話している家族は同居しているのか、離れて暮らしているのか
- 日常生活でできなくなったことはあるか

①患者状態	②考えられる原因・疾患	③対応・看護ケア
興奮状態があり、幻覚がみられる 何度も同じ質問をしなければ理解できない	★★★ ・軽度の意識混濁に周辺症状であるせん妄を伴う状態	・1日の中でも変動するので家族に興奮の様子や発言の内容を観察してもらう ・動揺しないような対応と穏やかな話しかけを行う ・家族にも、興奮しないように否定せず肯定的にかかわるよう指導する
抗パーキンソン薬（L-DOPA、抗コリン薬、アマンタジン塩酸塩）、向精神薬、ジギタリス製剤、インターフェロンαを内服している	★★☆ ・薬剤による認知機能障害の誘発	・主治医に内服薬の誘発の可能性について提案する ・できるだけ早く主治医に確認してもらう
長谷川式簡易知能評価スケール（MDS-R）を5分で行い、20点以下であった	★☆☆ ・認知症	・見当識、短期記憶、復唱、数唱、語産出の評価など知能の簡易評価 ・生活に必要なモノの場所を貼り紙で表す ・入浴や、トイレ、食事など生活の時間と内容についてわかりやすく貼り出す

> **MEMO　目を見る**
> 患者にこちらを見るよう呼びかけ、目を見たとき、焦点を合わせられれば、認知機能障害の可能性が高い。意識障害の場合は十分な覚醒状態ではなく、相手の目や顔に自分で焦点を合わせることが難しい。
> 認知機能障害が疑われる場合は、ゆっくり話しかけ、理解しやすいように対応することが大切である。

❷ 認知機能障害

症状	疾患	対応
以下のいずれかがある 水頭症、慢性硬膜下血腫（外傷性）、内分泌疾患（甲状腺機能低下症など）、ビタミン欠乏症、感染症（脳炎、髄膜炎など）、代謝異常（脂質代謝、糖質代謝異常）、肝性脳症など	★☆☆ ・その疾患による認知機能障害	・家族に説明し、主治医へ報告する ・家族・介護者から話を聞き、急に悪化したのか徐々に悪化したのかを主治医に報告する
物忘れがある （中高年の記憶障害の持続時間は数時間から24時間以内） 神経学的徴候はない	★☆☆ ・一過性の全健忘 （突然に始まり、新しい記憶を形成することができず、一見普通に行動しているが、同じ質問を何度も繰り返す）	・本人の自尊心を尊重した対応を行う ・生活リズムを整え、運動、食事などに気をつける ・家族のとまどいを傾聴し、自尊心を大切にしたかかわりを指導する ・日常生活における困難があるか確認し、患者・家族が生活しやすい工夫を行う（部屋の物に名前をつける、生活時間をわかりやすい場所に書いて貼る）
記銘力障害、傾眠、意欲・自発性の低下、注意力の低下がある	★☆☆ ・血管性認知症	

3 主治医への報告

- 診察の短い時間ではわからないような、日常生活における認知機能障害の場面を報告する。
- 身体的な状態は認知機能障害に大きく影響するので、栄養状態、水分摂取、排泄、バイタルサインの異常を報告する。
- 休養と刺激のバランスをうまくとっていることを報告する。

> **例**
> Aさんの認知の変化について報告します。1週間前から入浴を拒否されるようになり、汚れたおむつをタンスに入れてあるのをお嫁さんが発見しました。
> 昼間も寝ていることが多くなっています。家族が話そうとすると大きな声で怒ることもあります。
> 次回の診察時に認知機能のご確認をお願いします。

4 患者・家族・介護者への説明、日常生活の注意点

- 認知機能障害の誘発因子と促進ストレス因子について説明する（加齢、中枢神経系障害、代謝障害、低酸素、栄養、刺激の少ない環境、感染、感覚）。
- 家族は患者のかかわりの能力に合わせたコミュニケーションをとるように話す。
- 診断前は何かおかしいと家族が感じると同時に、患者本人も不安を感じていることを話す。
- 患者が前向きな対人関係を維持できるように進める。他者との思いやりの関係は肯定的な自己概念を促進する。
- 睡眠、栄養や排泄など日常生活のリズムの崩れやストレスが認知機能障害を悪化させてしまうので、家族も含めて生活の基本的な整え方を努力してもらう。
- 高齢に伴い、人とのコミュニケーションをとることや運動量が減ることにより認知機能障害が進行したり、あるいは、刺激が多いと興奮しやすいなど、早期に患者本人の安定した環境整備が必要であることを伝える。
- 環境整備は患者本人にも最大限参加してもらいながら行う必要がある。
- 適度な運動は認知機能障害の進行を遅らせることを伝える。
- 基本疾患の管理や、認知機能障害をすすめてしまう病気については早期に医療受診を行い適切に管理し、さまざまな社会資源（デイサービスなど）を利用して、家族、介護者の負担を軽減する手段を伝える。

〈文献〉
1) Gail WS, Michele TL著，安保寛明，宮本有紀監訳：認知反応と器質性精神障害．看護学名著シリーズ 精神科看護－原理と実践－原著第8版．エルゼビア・ジャパン，東京，2007．

3 失神

緊急度 ★★★

失神の特徴	・脳への血流の低下ないし、一過性脳神経機能障害により、突然一過性の意識消失をきたし、動けなくなるが、その後自然に回復する発作。 ・高齢者などは転倒したあとに家族が駆け付けたときには意識が戻っている場合があり、転倒のみを問題とすることがあるが、その前に失神がなかったかどうかが重要である。また、日ごろ貧血傾向にあるかの確認も必要。 ・症状の多くが、顔面蒼白、動きがなく、発汗、手足は冷たく、低血圧で脈は弱く、また呼吸は浅くて速い。浮遊感、および意識喪失を伴わないふらつきそうな感覚。
考えられる原因・疾患	・40％が原因不明ともいわれているが、神経調節性失神が最も多く、次いで心臓性失神である。心臓性失神はもともと心不全や心筋症など心臓疾患の診断があり、重篤な不整脈が原因であることがある[1]。 ・高齢者には状況失神(排便、排尿、食事、咳、嚥下など)が原因のこともあり、発症前、発症時の様子を確認する。

★失神の原因

循環障害	1. 心臓性失神 ・不整脈(洞不全症候、房室ブロック、心室細動など) ・虚血性心疾患(急性心筋梗塞、狭心症) ・肺塞栓症 ・急性心タンポナーゼ
	2. 神経反射性失神 ・血管迷走神経反射 ・頸動脈洞過敏 ・起立性低血圧 ・自律神経障害 ・状況性(排便、排尿、咳、嚥下、食事)
神経性失神	・けいれん性疾患、一過性脳虚血、脳血管障害、鎖骨下動脈スチール症候群 ・心因性(ヒステリー、不安発作)
その他	低酸素、低血糖、過呼吸、アルコール、薬剤性(降圧薬、利尿薬、抗パーキンソン薬、向精神薬)

1 患者・家族・介護者からの一報への対応

 患者・家族・介護者からの訴えの例

「さっき意識がなくなったけれど、今は戻っている。このまま様子をみて大丈夫か」

①症状の確認・返答例	②考えられる原因	③訪問看護師到着までの指示
胸痛などないか		
「何も言わずに胸を押さえている」	・心臓性失神	・本人を不安にさせないようにして、楽な姿勢をとる ・狭心症、心筋梗塞の既往があり、ニトロペン®などの処方があれば舌下する ・冷水を飲んで落ち着かせる
失神の前に何か前駆症状があったか		
「吐き気、気分不快、動悸、発汗などがあった」	・長時間の立位・座位また血圧や心拍数をコントロールする頸動脈洞の圧迫	・横になり、しめつける衣類はゆるめる
失神が起こる前に何かしていたか		
「トイレで座っていた」 「食事をしていた」	・状況失神 ・迷走神経活動の亢進、交感神経活動の低下、心臓の前負荷の減少による血圧低下 ・脱水、発熱、疼痛などが引き金のこともある	・衣服をゆるめ、横になって安静にする ・口の中の食物を出す

2 訪問時のアセスメントと看護ケア

- 心疾患かどうか→脈・血圧・SpO_2を確認
- これまで同じようなことがあったか
- 薬物の影響の有無
- 何をしていたとき起こったか(発症時の状況)

❸ 失神

①患者状態	②考えられる原因・疾患	③対応・看護ケア
不整脈や頻脈（150／分以上あり、早すぎて十分心室充満が得られない）	★★★ ・十分な心拍出量が得られず一過性の脳血流量が低下する ・高齢者は徐脈になりやすく、また、ジゴキシンなど内服していると助長される	・深呼吸を行い安静にしてもらう ・主治医に診察を依頼し、早急な心拍出量の確保が必要
徐脈（30〜35／分以下であり十分な排出量が得られない）		
心音の異常		
排尿後の失神	★★☆ ・立位で排尿する男性に多い ・長時間の臥床や夜間就寝後、飲酒や利尿薬の服用が引き金となる ・発症は夜間から明け方・早朝に起こりやすい ・静脈還流の減少と排尿による迷走神経刺激が加わり、血圧低下、徐脈をきたす	・横になり足をあげ、血圧を上げる 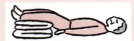 ・意識が戻れば様子を見る ・前駆症状をよく振り返り、自分の前兆を理解してもらう 前駆症状の例：気分不快、血のひく感じなど
排便後の失神	★★☆ ・女性に多い 前駆症状として以下のものがある ・腹痛や排便、下痢など消化器症状 ・睡眠など臥床したことによる末梢血管抵抗減少 ・急に起床したことによる下半身への血液の急激な移動 ・排便のいきみが静脈還流の減少をまねき、排便の迷走神経を刺激して血圧低下	・トイレやポータブルトイレから安全に介助する ・軽く圧のかかるくつ下、ストッキングをはいてもよい

3 主治医への報告

- 心臓疾患がある場合は、不整脈、呼吸苦、発汗、チアノーゼなどの症状、内服薬の管理状況、脱水や風邪症状などの合併症の有無の報告を行い、早急な治療の必要性を伝える。
- 日常生活動作や24時間生活リズムと排泄や食事などと、失神の関係について報告する。
- ジゴキシンや利尿薬などの内服があれば、注意していくことを報告する。

> **例**
> Aさんの報告です。
> ○月○日の15時ごろ、ポータブルトイレにて排便時に意識を失ったと緊急電話を受けました。訪問までに安静、および心疾患の既往がなかったので足を挙上していただきました。
> 15分後の訪問時、血圧100/60、脈拍66回/分でやや顔面蒼白、冷汗がありましたが、30分経過して会話ができるようになりました。

4 患者・家族・介護者への説明、日常生活の注意点

- なぜ失神が起こるのか、考えられる病態の説明を行う。
- 心臓性失神の場合は基本的な疾患の治療を行うことが重要であり、重篤な心停止をきたす可能性があることを説明する。
- 臥床することが長く、あるいは、デイサービスなどで座っている時間が長いときに、急に立ち上がったりすると、血管迷走神経性失神として意識を一過性に失うので、弾性ストッキングや足を絞める靴下などをはき、下半身へ血液が急激に下がることを予防する。
- 風邪をひいたり、疲労、夏場の脱水を起こしているときはより失神をしやすいので注意する。
- 便秘を改善し、腹痛や下痢など予防し夜間の排便を避ける。
- 夜間や早朝などは排泄時、介護者に気をつけてもらうようにする。
- 生活介護者、介護保険サービスなど日常生活の支援を行っている人へ注意してもらう。

〈文献〉
1) 上原譽志夫, 大林完二, 隅谷護人, 他:総合診療マニュアル, 金芳堂, 京都, 2010:318-319.
2) 住吉正孝:神経調節性失神-状況失神. 昭和医学会雑誌 2011;71(6):542-548.
3) 山口徹, 北原光夫監修:今日の治療指針 2015年版, 医学書院, 東京, 2015.

小児の意識障害

緊急度
★★★

小児の意識障害の特徴	・意識障害とは「自己と周囲の環境に応じて適正な反応を示しうる状態（覚醒）が損なわれた状態」である。 ・小児に活用されているのがGlasgow Coma Scale（GCS）であり、3-3-9度方式・乳児の意識レベル点数評価法との併記が望ましい（➡p.150〜151参照）。 ・小児で注意を要することとして、自分の症状を必ずしも正確に伝えられないということ。乳児は泣くことしかできないため、客観的な病状把握が大切である。 ・保護者の説明が重要であるが、小児特有の問題である虐待の場合は故意にうそをつく場合があるので、不自然な説明の場合は気をつけなければならない。
考えられる原因・疾患	・小児の意識障害では、てんかん発作も直接原因として重要である。また、年齢層ごとの好発疾患が異なることも念頭に入れておく。 ・特徴的なところでは、虐待によるものや家庭内事故に伴うものが多い。低出生体重児では落ち着きのなさや育てにくさがあり、虐待の割合が高くなるため注意を要する。思春期では精神疾患が出てくる。

★小児の意識障害で比較的頻度の高い原因（年齢層ごと）

	新生児	乳幼児	学童	思春期
中枢神経系	・脳内出血 ・中枢神経系の奇形 ・髄膜炎 ・分娩時外傷	・髄膜炎 ・脳炎／脳症 ・外傷（虐待） ・てんかん	・髄膜炎 ・脳炎／脳症 ・外傷 ・てんかん	・髄膜炎 ・脳炎／脳症 ・外傷 ・てんかん ・脳内出血
非中枢神経系	・低血糖 ・低Ca血症 ・敗血症 ・ショックを伴う奇形 ・先天性代謝異常 ・新生児仮死	・低血糖 ・低Ca血症 ・高／低Na血症 ・敗血症 ・誤飲による中毒 ・気道遺物による窒息 ・先天性代謝異常 ・ALTE ・腸重積	・低血糖 ・敗血症 ・中毒 ・糖尿病性ケトアシドーシス ・溺水	・敗血症 ・アルコール／薬物使用による中毒 ・精神疾患（ヒステリー、過換気症候群を含む）

1 患者・家族・介護者からの一報への対応

 患者・家族・介護者からの訴えの例

「呼んでもぐったりして反応がない」「ひきつけを起こした後にぼーっとしている」「急に呼吸を止めた」「いつもと様子が違う」「機嫌が悪く泣き止まない」

①症状の確認・返答例	②考えられる原因	③訪問看護師到着までの指示
呼吸はしているか		
「呼吸をしていない」「呼びかけても、呼吸が戻らない」	・けいれんもしくは、痰の詰まりや誤嚥による気道閉塞	・救急搬送を視野に主治医に早急に相談 ・吸引し、バッグバルブマスクがあれば人工呼吸を行いながら救急車を待つ
「呼吸はしているが、ただ、いつもと違う感じ」「呼吸はしているが、苦しそう」	・けいれん ・代謝異常 ・シャント不全(狭窄や閉塞)	・けいれんなどの出現時は、時間を計ったり、どのようなけいれんかを見ていてもらう ・何度も起こるときは主治医へ連絡する
熱はあるか		
「1時間くらい前は39℃あった」「風邪をひいていた」「風邪薬は飲んでいて、抗生剤は飲んでいない」「手足は冷たい」	・熱性けいれん ・(風邪をひいていた場合)脱水や電解質異常、髄膜炎	・水分を多めにとる ・頭を特にしっかり冷やし、太い血管のある脇や足の付け根も冷やす。不快感を示すようなら背中を冷やす ・訪問前に呼吸停止やけいれんがある場合は、病院を受診する
「熱はない」	・脳シャント不全 ・代謝異常	・熱が上がる可能性があるため体温測定、けいれんの有無をみてもらう

❹ 小児の意識障害

呼びかけで、反応はあるか

「反応はない」 「体が硬くなっている」	・けいれんか緊張によるもの	・主治医から受けている説明があれば話してもらう ・坐薬などがあれば使う ・状態がどのくらい続いているか観察してもらい、訪問するまでにけいれんが長く続くようなら、救急車を呼ぶ
「反応はある」 「今は普通になっているようだが、さっきまでぼーっとしていた」 「このようなことははじめて」	・未熟性のけいれん 　〔一時的なこともあるが、はじめてなら受診する〕	・今は普通にしていて、呼吸もいつもと変わらなければ、明日の受診でよいことを伝える ・目が一点をみていることが多かったり、上や下に動いたり揺れていることがあったら、電話してもらう

最近変わったことや気になることはあるか

「とにかく機嫌が悪かった」 「あまり眠れず、泣いてばかりだった」	・脳シャント不全 ・脳圧亢進症状 ・腸重積	・以下のことを確認する 　①（大泉門があれば）頭を触ってみて、硬かったり張っていたりするか 　②抗けいれん薬の内服をしているか 　③最近頭をぶつける出来事はあったか 　④おなかが張っているか

2 訪問時のアセスメントと看護ケア

- 早急に対応が必要なのか、主治医の指示をあおいだほうがよいか
- 訪問して様子をみたほうがよいか

> **MEMO**
> 小児の意識障害は、きわめて緊急性が高く、その場での対応が必要となってくる。訪問するまで待てる状況として、呼吸状態が改善した状態での訪問とする。

①患者状態	②考えられる原因・疾患	③対応・看護ケア
高熱の他に、嘔吐、けいれんの症状がみられる	★★★ ・脳炎（ウイルス性） ・髄膜炎	・クーリング ・主治医に連絡し、病院受診を勧める ・眼球が上転偏位していないかの確認 ・呼吸状態もあわせて確認 ・大泉門の膨隆や緊満感の確認（頭蓋内圧が亢進）
皮膚色が蒼白で、ぐったりしている	★★★ ・低酸素後のけいれん ・ショック ・出血	・SpO₂が低めであれば酸素投与 ・肺雑音が残っていたり、狭窄音が聴かれたら吸引またはカニューレ交換 ・出血やショックの可能性を考え、低血圧であれば受診
一点凝視や眼球上転、眼振などがみられる ぼーっとしている	★★☆ ・けいれん後のpostictal state（もうろうとした状態）	・主治医に報告し、抗けいれん薬の指示を仰ぐ ・全身性のけいれんが何秒で、ぼーっとしてから何分経過しているか確認 ・四肢の動きを確認 ・呼吸状態の確認
発熱、皮膚のかさつきがある	★★☆ ・脱水による電解質異常	・クーリング ・経口補水液や電解質剤（ソリタ®）の投与 ・水分摂取が難しいようであれば、受診または往診依頼 ・大泉門の陥没や骨重積の確認 ・皮膚のかさつきやしわがよっていないか、皮膚の張りの確認 ・舌が乾燥していないかを確認
機嫌が悪く、甲高い泣き方をする	★★☆ ・脳シャント不全 ・脳圧亢進症状	・主治医に報告 ・GCSの確認➡p.150参照 ・大泉門の陥没や骨重積の確認

38℃以上の発熱で、1分以内のけいれん	★☆☆ ・熱性けいれん	・呼吸状態、チアノーゼの確認 ・クーリング ・けいれんを繰り返さないか経過観察。繰り返さなければ、一時的な熱性けいれんであることを伝える

3 主治医への報告

- 小児の意識障害出現時は、往診が24時間対応であれば、家族が往診医に先に指示を仰ぐ電話をすることが多い。緊急搬送の必要がなく、状態確認で看護師が訪問する指示の連絡がくることがある。
- 主治医が病院の主治医の場合で、緊急搬送が必要な場合は、家族が準備をしている間に病院への連絡をとり、スムーズに受診ができるようにしておく。
- 訪問した場合は、状況確認し経過と訪問時の状態を電話またはファクシミリなどで主治医に報告する。報告後往診や受診が必要か主治医の指示を仰ぐ。

> 例
> Aさんの件で報告です。けいれんのあと、呼吸停止しアンビューバッグで蘇生し呼吸は戻ったということですが、そのあと震えているということで、様子をみるため、訪問しました。
> 15分程度で到着しましたが、まだ意識がもうろうとしていて、手足に力が入らず全身が伸びていました。眼球は左右に動き、時々サンセット(落陽現象)がみられていました。様子をみていたところ、30分くらいで意識レベルは戻っています(トータル5分程)。
> HR160→130〜140台へ、SpO_2 90台後半、T 36.4です。往診していただいたほうがよいと考えました。よろしくお願いします。

4 患者・家族・介護者への説明、日常生活の注意点

- 意識障害は、緊急を要することが多い。状況を確認し、主治医への報告の必要性があることを伝える。
- 意識障害が短時間で落ち着いても、重要な疾患が潜んでいる可能性がある。また意識障害が出現する可能性もあるため、主治医への報告や受診が必要であることを説明し、病院や往診医へ情報提供することの同意を得る。
- 今後も意識障害が出現する可能性があれば、意識障害出現時の対応を主治医に確認してもらい対応できるようにする(坐薬の使用基準や緊急搬送の基準など)。

〈文献〉
1)『小児内科』編集委員会,『小児外科』編集委員会共編:小児の救急医療. 東京医学社, 東京, 1992.
2)山本保博, 山本正生編:小児救急クイックガイド. 医学書院, 東京, 1992.
3)山田至康編著:フローチャート小児救急-緊急度に応じた診療の手順. 総合医学社, 東京, 2009.

Ⅱ 発熱

発熱　在宅ではココが重要！

① 高熱

② 微熱

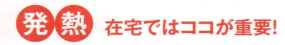 **在宅ではココが重要！**

🕐 まずは「発熱」「うつ熱」の識別が重要！

★発熱とうつ熱の違い

	発熱	うつ熱
原因	発熱物質	外的環境
中枢深部体温	上昇	上昇
末梢深部体温	低下（放熱抑制）	上昇（放熱促進）
産熱機構	産熱亢進（筋緊張）	産熱低下（筋弛緩）
四肢の温度	冷たい	あたたかい
発汗	なし	あり
傾眠	なし	あり
呼吸抑制	なし	あり
治療	原因除去	冷却、通風

上原譽志夫，大林完二，隅谷護人，他：総合診療マニュアル．金芳堂，京都，2010：46．より引用

- 高齢者は暑さや寒さを認識しづらく、うつ熱になりやすい。
- 体温調整が未発達な小児の場合は、環境によりうつ熱になりやすい。最悪死に至ることもあるので、注意が必要である。

🕐 発熱の経過は正常か異常か

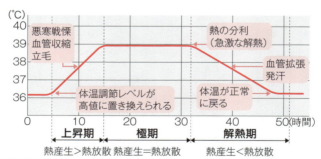

★典型的な発熱の経過

異常な発熱パターンを示す疾患・状態：感染症、がん、アレルギー反応、ホルモン異常（褐色細胞腫や甲状腺機能亢進症など）、自己免疫疾患（関節リウマチなど）、熱中症、薬剤（麻酔薬、抗精神病薬など）、脳外傷、脳腫瘍

山勢博彰監修：お役立ち看護カード 症状編．照林社，東京，2015．より引用

環境（室温、日当たり、掛け物）を必ず確認する

- うつ熱であれば、まず室温を調整する。
- 在宅では、環境や患者・家族の誤った体温管理により、うつ熱になっていることがある。
- 病院とは異なり、室温管理はそれぞれの家屋環境や経済、価値観などによりさまざまである。

「高熱が出ている」だけでは判断できない

- 体温は個人差があるため、平熱と比較して判断する。
- 平常時の体温よりも1.1℃以上上昇した場合 ➡ 発熱

発熱以外の症状が出ているかどうか

- 発熱の多くは熱以外の症状を伴う。一報を受けた場合、家族や介護者から適切な情報収集を行うことが、その後の対応につながる。

例
呼吸器→呼吸困難、咳など
消化器→腹痛、下痢、嘔吐
泌尿器→背部叩打痛
皮膚→感染の四徴（発赤、熱感、疼痛、腫脹）

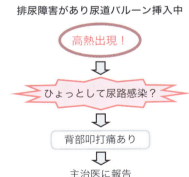

Aさん
排尿障害があり尿道バルーン挿入中
高熱出現！
⇩
ひょっとして尿路感染？
⇩
背部叩打痛あり
⇩
主治医に報告

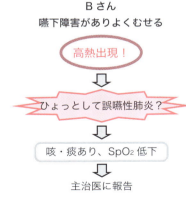

Bさん
嚥下障害がありよくむせる
高熱出現！
⇩
ひょっとして誤嚥性肺炎？
⇩
咳・痰あり、SpO_2低下
⇩
主治医に報告

① 高熱

緊急度 ★★☆

高熱の特徴	・高熱とは一般に38.5℃以上をさす。 ・高熱時は脈拍が増え、心臓への負担が大きくなり、活気がなくなる。 ・発汗、倦怠感、意識混濁が起こる。 ・食欲低下などから基礎疾患の重症化へも影響をするので、適切な対応が重要である。 ・小児の場合は免疫系の反応が強いので、簡単に39℃以上の発熱が起こる。 ・高齢者は肺炎など重篤な感染症があっても免疫反応が低いので、体温が上がらず重篤になってしまうことがある。 ・高齢者では、発熱に先行してめまいや不穏、異常行動などの精神症状が起こりやすい。
考えられる原因・疾患	・まず、感染症を念頭に考える。 ・その他、悪性腫瘍、膠原病など、体温調節異常、甲状腺機能亢進症時などのクライシスなどホルモン系の異常が挙げられる。

★短時間で生命の危機をもたらす高体温

主な疾患	随伴症状
・熱中症 ・悪性症候群 ・セロトニン症候群	・意識障害

> **MEMO** 悪性症候群
> 抗精神病薬の副作用で、原因不明の発熱、頻脈、発汗、意識障害などを引き起こす。
> 夏場でも部屋をしめ切って脱水を起こし、食事もとれていない低栄養状態、身体が疲弊した状態のときに起こしやすい。若い精神疾患患者にも発症するので、注意が必要である。
> 抗パーキンソン薬など抗コリン薬の急な中止時も発症する可能性があり、中止する場合は少しずつ減らしていく。

1 患者・家族・介護者からの一報への対応

📞 **患者・家族・介護者からの訴えの例**

「熱が高い」「体が熱い」「高熱でぐったりしている」「体温が38℃を超えている」

①症状の確認・返答例	②考えられる原因	③訪問看護師到着までの指示
体温計で測定して何度だったか	・基礎疾患から予測できる高熱 ・熱中症 　　（数日間の天気や家の冷・暖房環境を考えて判断が必要）	・部屋の室温を確認し、ふとんを薄くする ・保冷剤などをハンカチにくるんで、足の付け根やわきの下におく
「38.6℃」		
いつから熱があるのか		
「夕方から」		
部屋は暑くないか 電気毛布の温度が「強」になっていないか		
「(夏)本人がエアコンは体に悪いからと扇風機をつけている」 「(冬)電気毛布は弱」		
家族に最近インフルエンザにかかった人はいるか		
「孫がインフルエンザで学校を休んでいた」	・家族や介護者からの感染症伝染の可能性	・水分をとり、本人が気持ちよいようなら額を冷やす
食事や水分はとっているか		
「食欲がなく食事量は少ない」 「のども渇かないからと薬を飲むときにお茶を飲むだけ」	・脱水	・水分は十分とるようにする（常備してあればスポーツドリンクや経口補水液など） ・胃瘻であれば家族と相談し、水分を注入する

食事中や水分摂取時にむせていないか、以前に誤嚥性肺炎になっていないか

「食事中、咳き込んでいた」 「口の中に食事したものがまだある」 「誤嚥性肺炎で入院したことがある」	・誤嚥性肺炎	・経口摂取を中止する ・口腔内に汚れがあれば、できるだけ清潔にする ガーゼを水でしめらせて口腔内を拭く

2 訪問時のアセスメントと看護ケア

● 高熱時はバイタルサインが変化する
（体温の上昇、脈拍の増加、呼吸数の増加、SpO₂の低下、血圧の変動）

①患者状態	②考えられる原因・疾患	③対応・看護ケア
呼吸困難感がある チアノーゼ 肺音の聴取 ・粗い断続性副雑音 ・高調性連続性副雑音 　高齢者の場合、異常音が聴取できないことがある 食事の際に、むせ込みがある 痰が増えている 口腔内に食物が残っている（吸引にて食物残渣がある） 吐き気・嘔吐がある 誤嚥性肺炎の既往がある 胃瘻を造設している	★★☆ ・肺炎 ・誤嚥性肺炎 【高齢者の特徴】 ①嚥下反射の低下や噴門括約筋の低下により胃逆流を起こしやすく、誤嚥性肺炎になりやすい。また繰り返すことが多い。 ②胃瘻を造設している場合、唾液などで不顕性誤嚥を起こすことがある。	・経口摂取の中止 ・主治医へ報告（バイタルサイン、呼吸状態や痰の性状など） ・排痰など必要なケアを実施してもSpO₂低下や呼吸困難感が強い場合は、早急な対応が必要 [必要に応じて] ・排痰ケア ・吸引（頻回に必要な場合は、家族への指導） ・ポジショニング

症状	考えられる原因	ケア
腋窩・口腔内粘膜の乾燥がある 尿量減少・濃縮尿がある 手の甲の皮膚をつまみ上げるとすぐに戻らない （高齢者の場合、しわがあると判断しにくい） 爪を圧迫し、ピンク色に戻るまでに2秒以上かかる	★★☆ ・脱水 【高齢者の特徴】 ①口渇中枢の感受性が低下し、口渇に鈍感になり水分摂取しないため、脱水になりやすい ②膀胱萎縮や腎臓機能の低下で頻尿になりやすく、またADLの低下などトイレに頻回にいくことが困難となり、意図的に水分を制御する場合がある ③認知機能の低下により、水分がとれるよう環境を調整しても、そのことが認識できずに脱水になりやすい。定期的に水分摂取をするよううながす	・水分摂取できれば水分摂取をうながす（スポーツドリンクや経口補水液など） ・飲料水による飲水が進まない場合や、嚥下状態低下がある場合、電解質飲料ゼリーやお茶ゼリーなどで水分摂取をうながす ・水分摂取だけでは改善が難しい、意識混濁など重症な場合は、主治医へ報告し往診を依頼するなど早急な対応が必要 ・水分摂取しやすいようにベッドサイドに置くなど、環境を整備する
嘔吐・下痢などの消化器症状がある 腹痛がある （腹部の聴診・触診で圧痛の有無などを確認）	★★☆ ・消化器感染症 ・便秘 温罨法は副交感神経が優位になり、腸管運動が遷延する 低温やけどに注意する	・便秘による発熱の場合、摘便など排便ケアを行う ・嘔吐・下痢が続く場合は、脱水や体力の消耗により重症化しやすいため、主治医に報告する 【嘔吐した場合】 ・保清を行い、環境を整える ・誤嚥を予防するため、口腔ケアや体位を整える 【下痢の場合】 ・床上排泄やポータブルトイレの使用、着脱が容易な下着にするなど、安静が保持できるよう環境を整える ・温湿布やカイロなどを使用し温罨法を実施する ・食事を工夫することで、腸管の刺激を軽減する

❶ 高熱

症状	可能性のある疾患	対応
頻尿 排尿痛 腰痛 背部の叩打痛 膀胱留置カテーテルを使用している 膀胱留置カテーテルからの漏れや閉塞、疼痛がある 尿混濁・血尿など尿性状の変化がある	★★☆ ・膀胱炎、腎盂腎炎など尿路感染症 【高齢者の特徴】 ①免疫機能が低下し、尿路感染症を起こしやすい ②排泄介助が必要な高齢者の場合、尿失禁を恐れて意図的に水分を制限し、尿量が減少することで尿路感染症を起こしやすい	・水分摂取量と排尿量を確認する ・水分摂取をうながす ・膀胱留置カテーテルの閉塞や漏れがある場合、カテーテルを交換し、尿の流出や混濁などを観察する ・主治医へ報告（膀胱留置カテーテルの交換、処置前後の変化など）
深い褥瘡や、皮膚に傷がある 創部に熱感、腫脹、膿が出ている、臭気がある	★★☆ ・褥瘡、蜂窩織炎などの皮膚感染症 【高齢者の特徴】 ①免疫力が低下し蜂窩織炎になりやすい ②皮膚線維の萎縮、皮下脂肪の減少、皮膚の乾燥、おむつなどの使用による皮膚の浸潤、脱水や低栄養による皮膚の脆弱など、褥瘡発生のリスクが高い ③基礎疾患の悪化などにより急激にADLが低下し、褥瘡が発生することがある	・創部の清潔を保持する ・蜂窩織炎が疑われる場合は、創部のクーリング ・主治医へ報告（創部の状態、往診の依頼など）
基礎疾患に悪性腫瘍、膠原病、胆嚢炎、肝炎がある	★★☆ ・基礎疾患の増悪の可能性	・病状を確認し、主治医へ報告する

熱感がある 気候に合った服装や寝具が選択できていない	★☆☆ ・うつ熱 【高齢者の特徴】 ①体温調整中枢のはたらきが悪くなることや、皮下脂肪の喪失、冷感刺激に対する知覚低下、熱産能が低下する。そのため、暑さや寒さに鈍感になり、衣服や部屋の温度調整が適切ではなく、うつ熱になりやすい ②認知機能の低下で水分摂取ができない、エアコンが使えないなど部屋の温度調整ができない、季節に合った服装や寝具を選択できないため、うつ熱になりやすい ③ADLの低下により自力で動けない場合、うつ熱になりやすい	・苦痛緩和のため、クーリング 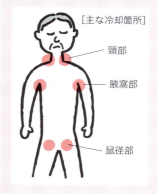 [主な冷却箇所] 頸部 腋窩部 鼠径部 ・適切な環境に調節する ・スポーツドリンクや冷水を摂取し、脱水症状を予防する

> **MEMO** 経口補水療法
> 　水分および電解質を口から容易かつ迅速に補給できる方法として、経口補水療法（oral rehydration therapy：ORT）が生み出された。ORTに用いられる経口補水液（oral rehydration solution：ORS）は、脱水時に不足している電解質を含み、素早く吸収できるよう、糖質（ブドウ糖）が少量配合されている。

3 主治医への報告

> **例**
> 　Aさんの件で報告です。夕方から40.0℃の発熱があり、訪問しました。
> 　訪問するまでクーリングで対応してもらいましたが、訪問時38.0℃の発熱があり、脈拍90回/分、SpO₂ 95%、血圧130/60です。
> 　左肺に肺雑音が聴取でき、咽頭に痰の貯留があります。吸引すると、黄色で粘稠な痰が引けました。肺炎が疑われます。先生の診察が必要だと思います。ご家族も往診を希望されていますので、よろしくお願いします。

4 患者・家族・介護者への説明、日常生活の注意点

- 高熱の原因によっては生命の危険を招くこともあるので、主治医と相談する必要があり、夜間であっても24時間緊急対応に依頼するよう話す。
- 高熱は体力を消耗することから、原因の早急な診断が必要であることを説明し、主治医への報告の同意を得る。

- 過去に同様な高熱の既往や、現在、家族に感染症にかかっている人がいる場合、主治医に情報提供することの同意を得る。
- 原因が不明な期間は、感染症の可能性があるため、家族や介護者に手洗い、マスク、粘液・排泄物処理の手袋の使用などを指導し、家族内感染を予防する。
- 高熱の場合、本人の意識混濁や全身倦怠感などで訴えが少なく、急変の発見が遅くなる。介護するときの注意や、配偶者が高齢の場合は、別居の子どもや介護保険でのヘルパー支援の時間を増やすなど早急な介護体制が必要であることを説明する。

〈文献〉
1) 高木永子監修.看護過程に沿った対症看護 病態生理と看護のポイント 第4版.学研メディカル秀潤社,東京,2010:498.
2) 北村綾:Ⅱ症候編 発熱.小畑達郎,四方典裕,高木暢,他編,在宅医マニュアル.医歯薬出版,東京,2013:55-58.
3) 小畑達郎,四方典裕,高木暢,他編:在宅医マニュアル.医歯薬出版,東京,2013:50-51, 59.
4) 葛谷雅文,秋下正弘:ベッドサイドの高齢者の診かた.南山堂,東京,2008:171-170.
5) 川島みどり,宮崎康編:内科系実践的看護マニュアル.看護の科学社,東京,1995:262.
6) 鳴海喜代子,田中敦子編:高齢者訪問看護計画ガイドブック.中央法規出版,東京,2004:56-57, 62-72.
7) 後閑容子:図でわかるエビデンスに基づく高齢者の看護ケア.中央法規出版,東京,2003:17-18, 38-39, 59-62, 146-162, 180-182.

2 微熱

緊急度

微熱の特徴	・個人差があるので患者の平熱から判断する必要がある。 ・全身倦怠感、動悸、食欲低下、体重減少、発汗、関節痛、手指の振戦、発疹、リンパ節の腫脹その他基礎疾患による症状を伴う。		
考えられる原因・疾患	・多くは細菌やウイルス感染による上気道炎によるものであるが、悪性腫瘍や膠原病などの重大な疾患が隠れている場合がある。 ・精神疾患、慢性疲労症候群や薬剤性によっても微熱が発症する。		
	★微熱の原因となる主な疾患		
	感染性疾患	局所的	・脳神経系:脳炎、髄膜炎、脳膿瘍など ・循環器系:感染性心内膜炎など ・呼吸器系:扁桃腺炎、上気道炎、気管支炎、肺炎、肺腫瘍、胸膜炎 ・消化器系:胆嚢炎、虫垂炎、横隔膜下膿瘍など ・泌尿器・生殖器系:腎周囲膿瘍、前立腺炎、子宮付属器炎など ・感覚器系:中耳炎など ・骨:骨髄炎など ・皮膚軟部組織:蜂窩織炎など
		全身的	・細菌性(敗血症など)、結核性、真菌性、ウイルス性、寄生虫など
	悪性腫瘍		がん(肺、肝、膵、腎、大腸、転移性など)、悪性リンパ腫、白血病
	膠原病、結合識疾患		全身性エリテマトーデス、多発性筋炎、リウマチ熱、ベーチェット病、サルコイドーシス、クローン病、潰瘍性大腸炎、大動脈炎症候群など
	中枢神経系疾患		脳梗塞、脳出血など
	甲状腺疾患		甲状腺機能亢進症、甲状腺炎など
	呼吸器疾患		肺梗塞、肺塞栓など
	肝疾患		肝硬変
	月経・妊娠に関する微熱		
	精神疾患		うつ病、神経症、心因性など
	慢性疲労症候群		
	詐病		
	薬剤性		向精神薬、抗生物質、抗菌薬、抗結核薬、抗甲状腺薬

② 微熱

1 患者・家族・介護者からの一報への対応

📞 **患者・家族・介護者からの訴えの例**

「ずっと微熱があって元気がないが、様子をみていいのか」

①症状の確認・返答例	②考えられる原因	③訪問看護師到着までの指示
いつから続いているのか、元気がないのはどういう場面で感じるのか		
「1週間前から」「食欲がなく寝ていることが増えた」	・原疾患の状況変化 基礎疾患から予測できる原因と新たな発症を判断しなければならないが、内服している薬や外来通院での抗がん剤治療、そのほかの治療の副作用の場合もあるので、主治医に確認する	・普段の体温(平熱)を確認する ・デイサービスやこれまでできていた生活の負担感があれば一時中断し、診断・治療が開始されるまで負担を減らす

2 訪問時のアセスメントと看護ケア

- 微熱の原因は多様で、重要な症状の前駆症状の場合がある
- ふとんや服装などの環境要因を確認する

①患者状態	②考えられる原因・疾患	③対応・看護ケア
元気がない 眼に力がない 食欲がない	★★☆ ・脱水 ・原疾患の状態変化 進行性の疾患や、本人の病識がなかったり、介護力がなく、必要な治療が継続できていないことがある	・夏場に限らず冬場でも、高齢者は特に脱水がないか確認する ・水分(経口補水液)をしっかりとれるように具体的に介護者への指導を行い、尿量も確認する ・主治医からの内服薬などが、きちんと内服できているか確認する ・早急に家族や介護者へ水分補給を徹底させ、主治医への報告を行う

症状	考えられる原因	対応
浮腫の皮膚（多くが下肢）が赤くなっている	★★☆ ・細菌感染である結合織中心の蜂窩織炎 　〔弾性ストッキングを着用していて免疫力も落ちているとき、白癬菌などが原因で起こることもある〕	・リンパマッサージを行っていた場合は中止し、主治医に報告する ・皮膚を清潔に保ち抗真菌薬など塗布の指示が出ることもある ・抗生物質投与など早急な対応が必要 　〔免疫力が低下していることが多いので悪化しやすい〕 ・主治医にはその日のうちに連絡する ・弾性ストッキングを1枚しか持っておらず毎日履いている患者の場合、毎日替えることを指導する
発汗が多く、脈拍がやや多く、体重が減少している	★★☆ ・甲状腺機能亢進により全身のはたらきが過剰になる ・動悸も引き起こすことがある 　〔脈拍は80前後、常に発汗してパジャマの交換が必要、体重が減少、褥瘡が発生する場合がある〕	・代謝が活発になるので、汗などに注意して熱いタオルで拭き、衣服を交換する ・食欲があれば、高カロリーの食事をとる

> **MEMO　不明熱**
>
> 　1961年PetersdorfとBeesonにより「38.3℃より高い体温が複数回測定されその症状が3週間より長く継続し1週間の入院精査にても診断にいたらないこと」と定義されている。
> 　高齢者は38.3℃に至らず微熱として継続し、原因が不明なことも在宅療養者ではよく遭遇する。不明熱の原因には感染症、悪性疾患、膠原病などあり、免疫力が低下し、結核の既往のある高齢者が結核を再発していることもある。
> 　また新しい薬を開始して1〜2週間経過して発熱することもあるので、薬の変更内容を確認する。
> 　訪問時に全身状態を観察して食欲低下や全身倦怠感、体重減少をきたしている場合はすみやかに主治医に連絡する。褥瘡や寝たきり状態へとつながることがある。

3　主治医への報告

- 既往歴、家族歴、退院してきた患者は、現病歴の詳細な情報を報告する。
- 他の医療機関からの処方薬、市販薬、漢方薬の有無。
- ペットがいるか、海外旅行、喫煙、職歴など。
- 患者の訴えとして動悸、全身倦怠感、食欲低下、関節痛、手指の振戦、発疹、リンパ節

の腫脹、口腔・咽頭所見、皮膚の状態、頻脈の有無、甲状腺腫、肝臓の腫大などの有無を報告する。

> **例**
> Aさんの報告です。
> 　3日前から元気がなくなり、食事量も通常の量の半分以下と少なかったそうです。本日の訪問時、尿は濃縮尿で口唇は乾いており、37.2℃と微熱があります。血圧102/60、脈拍102回/分です。
> 　脱水の可能性があり、経口補水液を家族に準備していただきましたが、なかなか飲めないようです。
> 　先生の診察をご家族も希望されています。今後も点滴が必要な場合、点滴指示書を出していただければ、こちらで訪問します。

4 患者・家族・介護者への説明、日常生活の注意点

- 微熱も重篤な疾患が隠れている場合がある。様子を見ているだけでなく主治医に相談することの必要性を説明する。
- 正確な微熱の変化、その他の症状を観察し、観察記録などを家族につけてもらう。
- 脱水や食事量の減少により、生活障害（寝たままの状態や車椅子での移動など、入浴ができないなど）が悪化しないよう、しっかり水分はとるように説明する。
- 脱水は夏場だけに起こるわけではなく、暖房の部屋の中でも起こることを説明し、こまめに水分をとるよう注意喚起する。
- 微熱は入浴後やトイレの排泄後など、生理的な変化の中で起こる場合も多い。
- 微熱は生理的なものか病的なものかの判断は慎重にすることが重要なので、正確な情報が大切であることを伝える。微熱の場合、家族やヘルパーはなんとなく肌に触れた感じで報告する場合もあるので、実際に体温を計測してもらう。
- 体温測定は安静時、運動後、食後、入浴後などで変化するので、影響を受けにくい一定の状況で測定するよう伝える。
- るいそうの患者の脇の下は隙間があり、体温が正しく測定できていないことがあるので注意する。

Ⅲ 急性疼痛

急性疼痛　在宅ではここが重要！

1. 激しい頭痛
2. 激しい腹痛
3. 激しい胸痛

急性疼痛 在宅ではここが重要!

まず基礎となる疾患は何かを考える

予測していた疼痛かどうか

| 予測していた | | よくわからない！
予測していなかった場合、その判断材料は？ |

↓

痛みのメカニズムと性状を考える

例1：巨大肝臓がんのAさん
　突然の右季肋部痛
　→肝破裂の可能性：血圧低下、意識レベル低下

例2：骨粗鬆症、歩行不安定のBさん
　転倒後から強い股関節痛
　→大腿骨頸部骨折：立つことができず、関節を動かすと激痛

★疼痛の種類

	①侵害受容性疼痛	②神経障害性疼痛
分類	急性疼痛　慢性疼痛	慢性疼痛
原因	炎症や刺激 **体性痛** ・表在痛：皮膚や粘膜への外因性の刺激による ・深部痛：骨膜、靱帯、関節包、骨格筋、筋膜など **内臓痛** ・内臓各器官	末梢あるいは中枢神経系そのものの機能異常 ・帯状疱疹 ・糖尿病の合併症に伴うしびれ ・がんの腕神経叢浸潤症候群によるしびれ ・坐骨神経痛 ・脳卒中や脊髄損傷
症状	交感神経系の活動が優位 心機能亢進（心拍数や心拍出量の増加）、血圧上昇、瞳孔散大、手掌発汗、過換気など 慢性疼痛に移行することもある	自律神経失調の様相 睡眠障害、食欲不振、便秘、イライラ、運動減退、抑うつ状態

情報収集が重要！

- どこが痛い？
- 体を動かしたときは？
- 精神的に安定？不安定？
- どのような痛み？
- 今回がはじめて？
- 痛みが生じる前後の状況は？

すぐによくなった
ずっと痛い
さらに痛い

ジリジリ、ビリビリ、響く

↓

どのような原因が考えられる？

★在宅患者の疼痛で考えられる原因疾患

急性疼痛	・頭痛：クモ膜下出血、脳出血、髄膜炎など ・胸痛：狭心症、心筋梗塞、解離性大動脈瘤、肺梗塞、肋骨骨折など ・腹痛：十二指腸穿孔、胃穿孔、大腸穿孔、急性虫垂炎、腹部大動脈破裂、肝がん破裂、子宮外妊娠、卵巣嚢腫茎捻転、胆石症、膵炎、イレウス、後腹膜出血、尿路結石など ・がん疼痛：突出痛
慢性疼痛	・関節リウマチ、坐骨神経痛、しびれ、腰痛、骨粗鬆症、圧迫骨折、偏頭痛、帯状疱疹、糖尿病に伴う神経障害、がん性疼痛など

迅速に対処しないと生命が脅かされる場合がある

- 急性疼痛は警告信号（生体警告系）の役割がある。

使用している薬を確認する

- 薬のコンプライアンスが不良であれば調整する。
- あらかじめ痛み止めが処方されていれば服用する。

緊急度が高ければ、すぐに主治医に報告を！

- 痛みの部位、程度、種類によって対処方法が異なるため、見きわめが重要である。ただし疼痛はアセスメントが難しく、看護師による判断には限界がある。
- 緊急度が高いと感じたら、できるだけ早く主治医に報告し、緊急往診を依頼する。

緊急度が低ければ、患部を温め、さするなどのケアも効果的

痛みを表現しやすい工夫を

- 高齢者の場合、痛みを的確に表現できないことが多い。イエス・ノーで答えられる問いかけをしたり、疼痛評価スケール（➡p.153参照）などを活用する。

1 激しい頭痛

緊急度 ★★★

激しい頭痛の特徴	・緊急度が高い場合が多い。はじめての激しい頭痛は緊急対応が必要。 ・けいれん、瞳孔異常、麻痺、感覚障害、意識障害があれば緊急事態である。 ・バイタルサインは、高血圧になることもあれば、低血圧になることもある。脈拍も、頻脈になることもあれば徐脈になることもある。

徐脈、高血圧、脈圧の上昇、呼吸数が低下するクッシング現象には特に注意。この場合、頭蓋内圧亢進が疑われる

考えられる原因・疾患	随伴症状を伴い、重大な疾患が原因 ↓ 症候性頭痛 (頭部外傷、脳血管障害、代謝障害による頭痛など)	外傷や血管障害などの原因はなく、頭痛だけがある ↓ 機能性頭痛 (片頭痛・緊張性頭痛など)

1 患者・家族・介護者からの一報への対応

📞 患者・家族・介護者からの訴えの例

「頭を痛がって食欲がなく、ぐったりしている」「急に、頭が痛い痛いと叫んでいる」「頭を痛がり、嘔吐し、意識がなくなった」

①症状の確認・返答例	②考えられる原因	③訪問看護師到着までの指示
頭が痛いのはいつからか		
「突然」	・クモ膜下出血	・頭部は動かさず、安静保持(枕はしない) 場合によっては救急搬送を予測して主治医に報告 ・刺激(不用意な光・音・興奮)を避ける
「徐々に」	・クモ膜下出血以外の疾患	・刺激を避ける ・安静保持
「2日に1〜4回」	・片頭痛あるいは群発頭痛	・処方されている薬があれば服用(使用)する

40

頭のどこが痛いか

「首の後ろから後頭部」	・髄膜炎等 ・筋緊張性頭痛	・頭部は動かさず、安静保持(枕はしない) ・刺激を避ける
「頭全体」	・クモ膜下出血あるいは他疾患	・頭部は動かさず、安静保持(枕はしない)
「頭の片側あるいは両側」	・片頭痛あるいは群発頭痛	・処方されている薬があれば服用(使用)する

どのような痛みか

「頭をバットで殴られたよう」	・クモ膜下出血	・頭部は動かさず、安静保持(枕はしない) ・刺激を避ける
「重く鈍い」	・片頭痛あるいは群発頭痛 ・クモ膜下出血あるいは他疾患	・処方されている薬があれば服用(使用)する ・頭を冷やす
「重く鈍い」 「徐々に強く」	・脳腫瘍	
「ズキンズキンと波打つよう」	・片頭痛あるいは群発頭痛 ・クモ膜下出血あるいは他疾患 ・発熱	・刺激を避ける ・安静保持 ・処方されている薬があれば服用(使用)する

思いあたるきっかけはあるか

「転んだときに頭をぶつけた」	・硬膜下血腫	・頭部は動かさず、安静保持(枕はしない) ・刺激を避ける
「頭をぶつけたときに首をひねった」	・脳動脈解離	

頭痛以外の症状があるか

「めまい、吐き気・嘔吐がある」	・クモ膜下出血あるいは他疾患	・頭部は動かさず、安静保持(枕はしない) ・刺激を避ける ・体を横に向ける

嘔吐時の誤嚥防止のため

❶ 激しい頭痛			
	「意識がボーッとする」 「意識がない（名前を呼んでも返事がない）」 「会話のつじつまが合わない、聞き取りにくい」 「瞳の大きさが左右異なる」	・クモ膜下出血あるいは他疾患 ・脳腫瘍 ・頭蓋内圧亢進（クッシング現象）	・意識状態の確認 ・ときどき名前を呼ぶ 　　大きな声では話しかけない ・呂律の程度の観察
	「手足のけいれん」	・クモ膜下出血あるいは他疾患	・けいれんの継続時間、間隔の確認 ・体を横に向ける
	「手足に麻痺やしびれある」	・クモ膜下出血以外の疾患	・頭部は動かさず、安静保持（枕はしない） ・刺激を避ける ・近くに物を置かない
	「目が見えにくく、目がかすむ」 「目に痛みがある」 「視野が狭くなっている」	・クモ膜下出血以外の疾患 ・発熱 ・群発頭痛 ・緑内障 ・側頭動脈炎	・視力障害の程度の確認 　　二重に見える、充血している、涙が出る、まぶたが下がっている、など
	「全身の筋肉痛がある」	・側頭動脈炎	・処方されている薬があれば服用（使用）する
	「呼吸がしづらい」	・閉塞性呼吸障害（舌根沈下や吐物等による） ・中枢性呼吸障害（脳幹部・延髄のダメージ）	・バスタオルや座布団を肩の下に入れる→窒息のリスクがある
	「38〜39℃の高熱がある」 「身体が熱い」	・炎症性疾患（髄膜炎、脳炎） ・風邪、インフルエンザなど	・頭部を冷やす ・悪寒があれば、保温する（室温、衣類等の調整）

2 訪問時のアセスメントと看護ケア

- 意識障害、麻痺やめまいの有無の確認
- 呼吸状態に注意

①患者状態	②考えられる原因・疾患	③対応・看護ケア
激しい頭痛が続いている	★★★ ・クモ膜下出血	・外界からの刺激を遮断する ・体を横に向け、誤嚥しない体位をとる ・安静保持
どこが痛いのかがはっきりしない		
薬を服用してもよくならない		
意識障害やけいれんを伴う		
吐き気や気分不快が続いている		
バイタルサインの変動（クッシング現象）		
突然の頭痛	★★★ ・脳出血、脳梗塞	・外界からの刺激を遮断する ・安静保持
徐々に強くなる頭痛		
重苦しい、鈍い頭痛		
めまいや嘔吐		
片麻痺		
呂律がまわらない		
失語症を伴う		
瞳孔不同		
対光反射の減弱・消失		
バイタルサインの変動（クッシング現象）		

❶ 激しい頭痛

症状	疾患	対応
強い後頭部痛と首筋の硬直	★★★ ・脳炎（細菌性・ウイルス性）	・安静保持 ・下顎を挙上し気道確保 ・クーリング
意識障害 〔昏睡に至る〕		
幻覚、記憶障害、失語症を伴う		
けいれん発作		
38～40℃の発熱		
脳腫瘍と診断されている	★★★ ・脳腫瘍の悪化→疼痛コントロール不良、突出痛の可能性	・処方されている鎮痛薬を使用 ・吐物を誤嚥しない体位をとる ・経口摂取を控える→嚥下機能が低下している場合がある ・下顎を挙上し気道確保
頭部の一部に強い圧迫感・頭重感・鈍痛が続く		
突然の嘔吐		
けいれん発作		
特に朝方の起床時に強い痛みが発生 〔しばらくすると軽減〕		
手足の麻痺 〔力が入らない、動かせない〕		
視力障害 〔視力の低下、二重に見える、視野狭窄など〕		
耳鳴りやめまいを伴う		
強い後頭部痛と首筋の硬直	★★★ ・細菌性髄膜炎	・外からの刺激を遮断する ・安静保持 ・クーリング
首を振ると痛みが増強		
吐き気・嘔吐を伴う		
軽度の意識障害 〔錯覚や幻覚を伴う〕		
38～39℃の発熱		

症状	疾患	対応
徐々に強くなる頭痛 首を振ると痛みが増強 吐き気・嘔吐を伴う 頭部打撲（転倒、事故等）後である	★★☆ ・硬膜下血腫 （片麻痺や言語障害が初発症状のこともある） （軽度の意識障害（元気がない、認知症状）から昏睡に至ることもある）	・安静保持 ・吐物を誤嚥しない体位をとる
ズキンズキンと脈打つような痛み （1〜2時間でピーク）	★☆☆ ・片頭痛	・安静を促し、身体を休める ・処方されている鎮痛薬を使用 ・患者が気持ちよい、リラックスできると思われること（頭やまぶたを冷やすなど）を行う
頭痛発生の前に目がチカチカしたり、視野の一部が見えにくくなる	★☆☆ ・緑内障	・吐物を誤嚥しない体位をとる ・患者の不安を取り除く

3 主治医への報告

- 家族に患者の行動や性格でいつもと違う様子がないかを確認し、意識障害の有無を報告する。
- 報告では「いつから」「どの部位が」「どのような疼痛（性状・強さ）」「疼痛の誘因・原因」「疼痛以外の随伴症状の有無」が重要。

> **例**
>
> 　Ａさんの件で報告です。○時○分にご家族からＡさんが頭全体の痛みを訴え、意識がもうろうとしていると連絡がありました。
> 　訪問して状態を確認したところ、嘔吐1回あり、左片麻痺、呂律のまわり不良、意識レベルⅡ-30、瞳孔の左右差を確認しました。血圧190/100、脈拍100、SpO₂ 96％、体温36.8℃です。
> 　脳血管障害を引き起こしていると思われます。現在、ベッドで安静にされています。
> 　先生の往診が必要な状態と考えました。よろしくお願いします。

緊急の対応が必要！
場合によっては1秒でも早く主治医に連絡し、救急搬送する

4 患者・家族・介護者への説明、日常生活の注意点

- 同じ激しい頭痛であっても、発症のしかた、随伴症状等で対応の方法が異なり、生命にかかわる緊急性が高い頭痛がある(緊急に対応しなければならない頭痛がある)ことを説明する。
- 生命の危機に遭遇した場合、医療的処置をどこまで望むかを対象者の希望(リビング・ウィル等)をもとに家族に検討してもらわなければならないことを説明する。
- どのような経過で激しい頭痛が発症したのか、看護師が到着するまでの間の疼痛の程度・性状、意識状態や麻痺の有無等を、できる限り思い出して報告してもらいたいことを説明する。
- 家族に同じような症状をもった人がいるかどうかも伝えてもらうと、参考になることも説明する。
- 本人および家族から得た情報を主治医に情報提供することの同意を得る。
- 頭痛は、多くは維持的な痛みで、いつの間にか治ることが多い。がまんできる痛みで治ってしまう場合には、予測困難なケースがあり、その後の経過を観察していく必要がある。
- 頭痛がおさまっても油断せず、「今までに経験したことのない激痛」のときは、すぐに対処が必要である。

〈文献〉
1) 山内豊明:フィジカルアセスメントガイドブック 目と手と耳でここまでわかる.医学書院,東京,2005.
2) 山勢博彰編:smart nurse増刊 やりなおしのフィジカルアセスメント.メディカ出版,大阪,2008.
3) 小川彰監修:BRAIN nursing増刊 脳神経疾患救急看護マニュアル.メディカ出版,大阪,2007.
4) 日本神経学会ホームページ:神経内科の主な病気.
  http://www.neurology-jp.org/public/disease/zutsu_s.html(2015.6.30.アクセス)

2 激しい腹痛

緊急度 ★★★

激しい腹痛の特徴	・腹痛以外のいくつかの症状を伴う(吐き気・嘔吐、胸焼け、ゲップ、下痢、便秘、腹満、腹鳴、腹部の硬直、めまい、吐血、下血、背部痛、排尿、ショック状態など)。 ・バイタルサインでは発熱、血圧の低下、頻脈、呼吸数増加を伴うこともある。 ・腹痛には大きく分けて、体性痛と内臓痛がある。 ★**体性痛と内臓痛の鑑別**

種類	体性痛	内臓痛
緊急処置の可能性	・高い	・低い
痛みの特徴	・痛む場所がはっきり(限局)している ・身体を動かすことで増強 ・鋭い痛み、うずくような痛み ・腹膜刺激症状を伴う場合は緊急性が高い ・腹膜、腸管膜、横隔膜、血管の痛みなど	・痛む場所がはっきりしない ・さすったりすると軽減する ・身体を動かしても痛みは増強しない ・鈍い痛み、深く絞られる痛み、押さえられるような痛み ・周期的に痛みは強くなる ・胃や腸の粘膜の炎症や潰瘍

考えられる原因・疾患

★**急性腹症の部位と考えられる原因疾患**

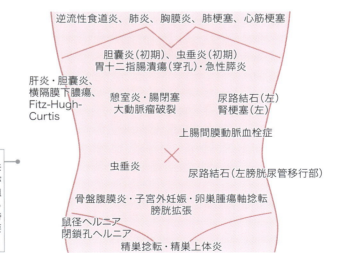

急性腹症とは？
急激な腹痛を主訴とし、その原因が腹部の諸臓器、組織の病変によるものと推測され、時に緊急処置を必要とする急病の総称

日本家庭医療学会編：プライマリ・ケア救急 即座の判断が必要なとき. プリメド社, 大阪, 2007：25.より引用

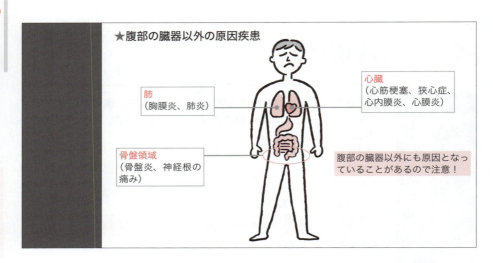

★腹部の臓器以外の原因疾患

1 患者・家族・介護者からの一報への対応

📞 患者・家族・介護者からの訴えの例

「急におなかを痛がって、ぐったりしている」「おなかを痛がり、吐いている。熱もあるようだ」「おなかを痛がり、嘔吐し、意識がなくなった」

①症状の確認・返答例	②考えられる原因	③訪問看護師到着までの指示
いつから痛いのか		
「突然、急に」	・重篤な急性腹症 ・心筋梗塞、狭心症	・衣服をゆるめ、安静を保つ ・救急搬送を予測して主治医に早急に連絡してもらう
「徐々に強く」 「腹部の不快感が続いた後、強く」	・胃・十二指腸潰瘍 ・炎症性疾患	・処方されている薬（胃薬）があれば、服用を促す→吐き気・嘔吐があれば服用させず、安静を保つ
どのような痛みか		
「耐えきれない」	・重篤な急性腹症	・衣服をゆるめ、安静を保つ

「ぐーっと差し込むように」 「息ができないくらい」 「突き刺されたように」 「背中に向かって激しく」 「重苦しい痛みが繰り返す」 「鈍い痛みが続く」	・結石、虫垂炎、急性膵炎、憩室炎、アニサキス症など ・がん性疼痛	・衣服をゆるめ、安静を保つ

どこが痛いか

「みぞおちのあたり」	・心筋梗塞、狭心症 ・食道炎、胃炎、胃・十二指腸潰瘍、アニサキス症、膵炎など	・衣服をゆるめ、安静を保つ ・救急搬送を予測して主治医に報告
「肋骨の下あたり」 「おなかの下」	・腹痛のある部位（近く）の臓器に問題を生じている	
「おなか全体」 「どこが痛いかわからない」	・重篤な急性腹症 ・急性胃腸炎 ・がん疼痛（疼痛コントロール不良）	

何を食べたか
いつごろ食べたか

「刺身を1～2時間前に」	・アニサキス症	・衣服をゆるめ、安静を保つ
「脂っこいものを夕食時に」	・胆道系の炎症・結石	

熱はあるか

「37℃以上」	・炎症性疾患 ・がん性疼痛	・衣服をゆるめ、安静を保つ ・身体を冷やす（クーリング）よう促す

❷ 激しい腹痛

腹痛以外の症状はあるか

「嘔吐している」 「吐血している」	・食道炎、胃炎、胃・十二指腸潰瘍、アニサキス症、膵炎、など ・胃・十二指腸穿孔 　意識レベルの低下の可能性があり、早急な対応が必要 ・がん性疼痛	・衣服をゆるめ、安静を保つ ・誤嚥しないよう顔を横に向け、タオル、ビニール袋などを用意 ・胃のあたりを冷やす ・意識がなくなる場合もあるため、目を離さぬよう伝える
「背中も痛がっている」	・がん性疼痛 ・急性膵炎	・衣服をゆるめ、安静を保つ
「おなかがパンパンに張っている」	・腹膜刺激症状 　炎症が強いと考えられ、早急な対応が必要 　嘔吐、発熱、意識レベル低下の可能性あり	・衣服をゆるめ、安静を保つ ・場合にはよっては救急搬送 ・身体を冷やす（クーリング）よう伝える ・意識がなくなる場合もあり、目を離さぬよう伝える

薬を服用したか

「薬を飲んだがよくならない」	・虫垂炎、胃・十二指腸穿孔などによる腹膜刺激症状 　緊急性が高く、早急な対応が必要	・衣服をゆるめ、安静を保つ ・意識がなくなる場合もあり、目を離さぬよう伝える

2 訪問時のアセスメントと看護ケア

- 緊急度が高ければすぐに主治医に報告
- バイタルサインの急な変動に注意

①患者状態	②考えられる原因・疾患	③対応・看護ケア
腹部全体の激しい痛みが続いている 吐き気・嘔吐を伴い、ときには吐血も 腹膜刺激症状を呈している 血圧低下、ショック状態を伴う	★★★ ・腸閉塞、腸捻転 ・胃・十二指腸穿孔などによる消化管出血 ・腹膜炎 ・腹部大動脈破裂	・衣服をゆるめ、安静にする ・リラックスできる環境をつくる ・吐物を誤嚥しない体位をとる（体ごと横に向ける）

症状	考えられる疾患	対応
強い上腹部痛 血圧低下と冷汗を伴う	★★★ ・心筋梗塞、狭心症	・安静にする ・主治医にすぐに報告し、往診を依頼 ・リラックスできる環境をつくる ・不安除去に努める
腹部から背部にかけての間欠的な差し込むような(七転八倒する)痛み 血尿を伴うことも	★★☆ ・尿路結石	・尿の色・性状を確認 ・安静にする ・主治医にすぐに報告し、往診を依頼 ・水分摂取を促す
激しい下痢を伴う腹部全体の痛み 発熱、吐き気・嘔吐も伴う (まれにショックを引き起こす)	★★☆ ・食中毒 ・感染性胃腸炎	・何時ごろ何を食べたかを確認 ・安静にする ・主治医に報告し、往診を依頼 ・リラックスできる環境をつくる
強い背部痛を伴う	★★☆ ・解離性大動脈瘤	・衣服をゆるめ、安静にする ・リラックスできる環境をつくる ・吐物を誤嚥しない体位をとる(体ごと横に向ける)
腹部全体に差し込むような腹痛がある	★★☆ ・急性膵炎、腹膜炎、腸炎、アニサキス症 (嘔気・嘔吐からはじまることが多い)	
右下腹部に限局した痛み(腹膜刺激症状がある) 差し込むような痛みが続く	★★☆ ・虫垂炎 (腹部全体または上腹部から痛みはじめ、右下腹部に痛みが移動)	
上腹部またはやや右季肋部に急に出現する激しい痛み 脂っこいものの食後に発生	★★☆ ・胆石症、胆嚢炎	
嘔気、発熱を伴う	★★☆ ・炎症性疾患	

急性疼痛

❷ 激しい腹痛

腹部全体に間欠的な鈍い痛み	★★☆ ・強度の便秘 ・麻痺性イレウス	・衣服をゆるめ、安静にする ・リラックスできる環境をつくる ・吐物を誤嚥しない体位をとる（体ごと横に向ける）
腸蠕動音の停止または減弱		
腹部膨満		
便秘（排ガスなし）		
腹部全体に鈍い痛みが続き、徐々に強く診断名に「がん」があり、鎮痛薬（オピオイドなど）を服用中	★★☆ ・がん性疼痛（疼痛コントロール不良）	・疼痛の程度をスケール（→p.153参照）で評価
処方されている鎮痛薬を使用してもよくならない		

> **MEMO　突出痛**
> 痛みのパターンには持続痛と突出痛がある。突出痛はがん患者の多くにみられ、進行がんで発生頻度が高くなる。
> 突出痛が頻繁に起こる場合は、定時投薬の増量を検討する。

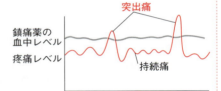

3　主治医への報告

- 起立性低血圧（消化管出血、急性胃腸炎の脱水の評価）、左右の血圧差（大動脈解離）の有無があれば報告する。
- 原因疾患が予測しやすいように痛みの部位を報告する。
- 「いつから」「どの部位」「どのような疼痛（性状・強さ）」「疼痛の誘因・原因」「疼痛以外の随伴症状の有無」の報告が重要。
- 最初のバイタルサインに異常がなくても、顔色や発汗、表情、会話などを観察し、再度測定したバイタルサインも報告する。

> **例**
> Aさんの件で報告です。○時○分にご家族からAさんが腹痛を訴え、七転八倒していると連絡がありました。
> 　訪問して状態を確認したところ、腹部から背部にかけての差し込むような痛みを訴えており、血尿も認めました。血圧150/90、脈拍98、SpO₂ 97%、体温36.8℃です。尿路結石を疑い、水分摂取を促し、300mL程水分をとりました。現在、ベッドで安静に休まれていますが、疼痛が続き、丸くなっています。先生の往診が必要な状態と考えましたので、よろしくお願いします。

4 患者・家族・介護者への説明、日常生活の注意点

- 生命にかかわる緊急性が高い（緊急に対応しなければならない）腹痛があることを説明する。
  なぜ？ 同じ激しい腹痛であっても、発症のしかた、随伴症状等で対応の方法が異なる。
- 腹痛が原因で、生命の危機に直面した場合、医療的処置をどこまで望むかを対象者の希望（リビング・ウィル等）をもとに家族に検討してもらわなければならないことを説明する。
- どのような経過で激しい腹痛が発症したのか、看護師が到着するまでの間の疼痛の程度・性状、腹痛の変化、意識状態等をできる限り思い出して報告してもらいたい旨を説明する。
- 食事の内容、食べたときの印象を思い出して報告してもらいたい旨を説明する。
- 最近の状況で何か変わったことはなかったか等も報告してもらいたい旨を説明する。
- 本人および家族から得た情報を主治医に情報提供することの同意を得る。
- 急に発症した激しい腹痛は、ほとんどの場合腹痛のみにとどまらず、嘔吐、吐血、下痢、便秘などいくつかの随伴症状を伴うことを説明する。
- 吐物、排泄物等の処理を行うときは、感染の可能性があり、マスク・手袋の着用、排泄物の処理方法、手洗いの重要性を指導し家族内感染を予防する。

〈文献〉
1）山内豊明：フィジカルアセスメントガイドブック 目と手と耳でここまでわかる．医学書院，東京，2005．
2）山勢博彰編：やりなおしのフィジカルアセスメント．メディカ出版，大阪，2008．
3）応急手当指導研究会：応急手当マニュアル 子どもからお年寄りまで．ふくろう出版，岡山，2006．
4）箕輪良行，林 寛之編：救急総合診療Basic20問．医学書院，東京，2000．
5）日本家庭医療学会編：プライマリ・ケア救急 即座の判断が必要なとき．プリメド社，大阪，2007．

激しい胸痛

緊急度

激しい胸痛の特徴	・経過観察でよい軽症のもの(非生体警告系)から、早急に対処しなければ生命にかかわる重篤なもの(生体警告系)までさまざまである。 ・動悸、息切れ、呼吸困難、咳、痰、吐き気・嘔吐、胸焼け、冷汗、ショック状態など胸痛以外のいくつかの症状を伴う。顎の下や首、左上腕、みぞおちあたりに痛みが放散することがある。 ・バイタルサインでは発熱、血圧の変動、頻脈、呼吸数が増加し、血圧・脈拍の左右差を認めることがある。
考えられる原因・疾患	・激しい胸痛をきたす疾患は、多岐にわたる。 ・急性大動脈解離などに代表される心血管系以外に、肺炎や肺塞栓などの呼吸器疾患や胆石症などの消化器疾患でも胸痛をきたす。

1 患者・家族・介護者からの一報への対応

 患者・家族・介護者からの訴えの例

「急に胸を痛がって、呼吸も困難な状態」「胸がしめつけられ、冷や汗をかいている」「胸が焼け付くよう」 ← 胸痛では家族が慌てて電話をしていることが多いので、落ち着くよう指示する

①症状の確認・返答例	②考えられる原因	③訪問看護師到着までの指示
いつから痛いのか 「突然、急に」 **どのような痛みか** 「胸がしめつけられる(圧迫感、絞扼感、焼けつくような)痛みが15分以内でおさまった」	・狭心症 ・自然気胸	・衣服をゆるめ、安静(安楽な体位)を保つ ・そばにいて不安の軽減を依頼 ・定期的に呼吸状態を観察 　　呼吸状態、酸素飽和濃度を定期的に確認する必要がある

「胸がしめつけられる（圧迫感、絞扼感、焼けつくような）痛みが30分以上続いた」	・心筋梗塞	・衣服をゆるめ、安静（安楽な体位）を保つ ・そばにいて不安の軽減を依頼
「強い激痛に襲われた」	・心筋梗塞 ・大動脈解離	
「呼吸をするたびに」	・急性肺塞栓症	
「ピリピリとした（表面的な）」	・肋間神経痛	・痛みがある部分をさする ・声かけで不安を軽減
「釘で刺すような（限局性）」	・心因性の痛み	

どこが痛いか

「心臓のあたり」	・狭心症 ・心筋梗塞	・衣服をゆるめ、安静（安楽な体位）を保つ ・場合によっては救急搬送を促す ・そばにいて不安の軽減を依頼 ・痛みがある部分をさする
「胸〜背中に痛みがあり、その後痛みがおなかに移動」	・大動脈解離	
「胸と背中」	・胸部大動脈瘤切迫破裂 ・帯状疱疹	
肋骨のあたり	・肋間神経痛	・痛みがある部分をさする ・声かけで不安を軽減

胸痛以外の症状はあるか

「歯や顎、左肩や左腕が痛い、吐き気・嘔吐、冷汗、呼吸困難」	・狭心症	・衣服をゆるめ、安静（安楽な体位）を保つ ・場合よっては救急搬送を促す
「息苦しい」 「呼吸がしにくい」	・急性肺塞栓症 ・気胸	・衣服をゆるめ、安静（安楽な体位）を保つ ・定期的に呼吸状態を観察

胸痛のきっかけに何か心あたりがあるか

「激しい咳をしたあとに痛みだした」	・気胸	・安静（安楽な体位）を保つ ・声かけで不安を軽減

3 激しい胸痛

2 訪問時のアセスメントと看護ケア

- 痛みの特徴を確認(部位、性状、放散痛の有無、持続時間)
- 過去の病歴を再確認

①患者状態	②考えられる原因・疾患	③対応・看護ケア
突然、焼けつくような痛みがあったが、15分程度でおさまった	★★★ ・狭心症	・衣服をゆるめ、安静にする ・吐物を誤嚥しない体位をとる ・不安の軽減・除去に努める
狭心症の既往あり		
労作によって出現		
突然、胸がしめつけられるような痛みが30分以上たってもおさまらない	★★★ ・急性心筋梗塞	
顎や左肩にも痛みを感じ、嘔吐と冷汗を伴う		
狭心症の既往あり		
頓服(ニトログリセリン)を舌下しても無効		
突然、胸や背中に引き裂くような激しい痛みが30分以上続いている	★★★ ・大動脈解離	
手足に突然激しい痛み		
血圧、脈拍に左右差		
ショック状態(意識レベルの低下、血圧の低下)	★★★ ・胸部大動脈切迫破裂	
脈拍が100以上	★★★ ・急性肺塞栓 ・自然気胸	
呼吸音の減弱		

症状		考えられる疾患	対応
激しい咳の後に胸痛が発症し、深呼吸後に増強		★★☆ ・胸膜炎 ・肺炎	・衣服をゆるめ、安静にする ・リラックスできる環境をつくる
呼吸困難を伴う			
血痰、骨の痛み、呼吸困難、咳、体重減少、発熱を伴う		★★☆ ・肺がんによるがん性疼痛（疼痛コントロール不良）	・疼痛の程度をスケール（→p.153参照）で評価
処方薬（鎮痛薬）を使用しても改善しない			
左胸の狭い範囲にズキズキ、チクチク、ピリピリした痛み		★☆☆ ・肋間神経痛 ・帯状疱疹 ・心臓神経痛	・痛む部位、皮膚の状態を確認 ・声かけで不安を軽減
針で刺すような痛い部分がはっきりしている			
胸背部の痛み		★☆☆ ・食道炎 ・食道穿孔 ・ヘルニア ・胃食道逆流症	・安静を保つ ・処方薬（胃薬）の服用を促す
胸焼け			
仰向けに寝ているほうが楽			

3　主治医への報告

- 激しい胸痛の場合は救急搬送を予想して、早急に主治医への報告を行う。
- バイタルサインだけでなく、頸静脈の怒張なども報告する。
- 腹部のフィジカルアセスメントも報告する。
- 主治医への報告の結果、主治医が病院に連絡し、訪問看護師が救急車を呼ぶなど、同時に対応することもある。

> **例**
> 　Aさんの件で報告です。〇時〇分にご家族からAさんが胸の痛みを訴え、苦しんでいると連絡がありました。
> 　訪問して状態を確認したところ、胸部のしめつけられる痛みを訴え、頓服のニトログリセリンを舌下していましたが、改善されていませんでした。血圧170/100、脈拍110、SpO$_2$ 92%　体温36.5℃です。心筋梗塞の可能性も考えられるので、対応をお願いします。現在、ベッドで安静に休まれていますが、疼痛が続いているようです。意識はしっかりしていますが、呼吸しにくいとの訴えもあります。よろしくお願いします。

> 緊急性が高ければ
> 看護師の報告から搬送もあり得る

4　患者・家族・介護者への説明、日常生活の注意点

- 胸の痛みは、さまざまな症状の中で、生命に関係する疾患が最も多く含まれているため、緊急に対応しなければならない胸痛があることを説明する。
- 生命の危機に遭遇した場合、医療的処置をどこまで望むかを対象者の希望（リビング・ウィル等）をもとに家族に検討してもらわなければならないことを説明する。
- どのような経過で激しい胸痛が発症したのか、その後、看護師が到着するまでの間の胸痛の変化（痛みの程度・性状）、意識状態等を伝えてもらうことを説明する。
- 最近の状況で何か変わったことはなかったか等も伝えてもらうことを説明する。
- 本人および家族から得た情報を主治医に情報提供することの同意を得る。
- 急に発症した激しい胸痛は、生命にかかわることもあり、対象者は大きな不安を感じている。胸痛が改善しても繰り返すことが多く、規則正しい日常生活を送ることが大切である。

〈文献〉
1）山内豊明：フィジカルアセスメントガイドブック　目と手と耳でここまでわかる．医学書院，東京，2005．
2）山勢博彰編：やりなおしのフィジカルアセスメント．メディカ出版，大阪，2008．
3）応急手当指導研究会：応急手当マニュアル　子どもからお年寄りまで．ふくろう出版，岡山，2006．
4）箕輪良行，林寛之編：救急総合診療Basic20問．医学書院，東京，2000．
5）川原礼子：実践に役立つフィジカルアセスメント．廣川書店，京都，1998．

Ⅳ 呼吸器症状

呼吸器症状　在宅ではココが重要！

① 高齢者の呼吸困難

② 痰

呼吸器症状 在宅ではココが重要!

必ずしも呼吸器系の疾患によるものとは限らない

★呼吸器症状と病態・原因疾患

症状	定義	病態・主な原因疾患
呼吸困難	・呼吸運動に際して、不快感や苦しさ、努力感を自覚すること	・心不全 ・低酸素血症（肺炎・腫瘍等） ・高炭酸ガス血症 ・閉塞性肺機能障害（異物による気道閉塞等） ・拘束性肺機能障害（間質性肺炎等）
痰	・咳によって気道系から喀出されるもの	・肺炎 ・気管支炎 ・心不全（急性左心不全） ・アレルギー性鼻炎
咳	・気道内の異物や喀痰などを排除して気道内を清掃する正常な防御反射	・急性気管支炎　・慢性気管支炎 ・急性肺炎　・肺気腫 ・咽頭炎　・肺うっ血 ・気管支喘息　・肺水腫等
咽頭痛	・上・中・下咽頭をつかさどる三叉・舌咽・迷走神経が関与する痛み ・咽頭そのものの自発痛と嚥下痛に分類	・機械的・化学的刺激によるもの（PTPシートの誤飲など） ・咽頭深部の炎症 ・自発痛＋嚥下痛
嗄声	・音声障害の1つ ・声帯およびその付近の異常状態により発生時の声質が異常になる	・外傷性：喉頭外傷、刺激ガス吸入 ・急性炎症：急性喉頭炎、化膿性扁桃炎 ・慢性炎症：慢性喉頭炎、結核 ・腫瘍性：がん、ポリープ、線維腫 ・心因性：ヒステリー
喀血・血痰	・喀血：ほぼ血液そのものを喀出すること ・血痰：血液の色を帯びた痰	・肺胞領域由来：肺結核、肺炎、肺化膿症、肺真菌症、肺寄生虫症 ・気管支領域由来：肺がん、気管支炎、気管支拡張症、アデノーマ ・心血管系由来：心不全、肺梗塞、僧帽弁狭窄症、大動脈瘤 ・出血傾向：白血病、血友病、再生不良性貧血 ・その他：胸部損傷等
喘鳴	・聴診器なしで聴かれる異常呼吸音	・気管支喘息 ・急性・慢性の喉頭病変 ・気管・気管支病変、細気管支病変 ・慢性閉塞性肺疾患（COPD） ・気管支拡張症 ・過敏性肺炎 ・気道内異物

SHORINSHA

Best Selection

2023 No.2

臨床ですぐに役立つ！
看護の本
ベストセレクション

照林社
Expert NURSE エキスパートナース
プチナース

© 安斎 かなえ

※定価には10％の消費税が含まれております。

Pick up! ステップアップにつながる！

1年目ナースが先輩から「よく聞かれること」108

編著●NTT東日本関東病院看護部
定価：2,200円（税込）A5判／272頁

先輩からの質問、どこまで答えられますか？ 臨床で先輩から聞かれる質問内容は、多岐にわたります。何も答えられずに無言で固まらないように、それぞれの質問に対して、おさえておきたいポイントだけを厳選しました。

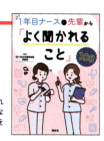

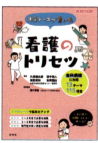

先輩ナースが書いた 看護のトリセツ

編著●久保 健太郎、濱中 秀人、徳野 実和、倉岡 賢治
医学監修●西口 幸雄
定価：3,520円（税込）B5判／384頁

先輩ナースが書いた 看護の鉄則

編著●久保 健太郎、濱中 秀人、植村 桜、豊島 美樹
医学監修●西口 幸雄、宇城 敦司
定価：3,520円（税込）B5判／388頁

どの科でも遭遇する、避けては通れない「症状」「トラブル」「疾患」について、「看護の鉄則」をまとめました。大事なのは「根拠をもって対応すること」。各分野の経験豊富なエキスパートナースが、鉄則とその根拠を示しながら具体的に解説します。

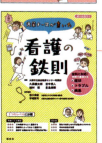

症状・観察項目・看護ケアを見わたす 病気の見取図

監修●西口 幸雄
編集●堀井 小百合
定価：3,190円（税込）
B5判／368頁

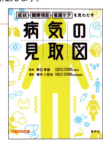

当社ホームページにて試し読みができます！▶▶▶

2023年前半新刊

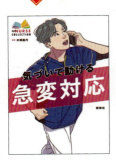

エキスパートナース
コレクション
**気づいて動ける
急変対応**
編集◉木澤 晃代
定価：3,080円（税込）
B5判／272頁

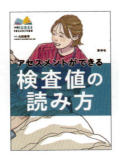

エキスパートナース
コレクション
**アセスメントが
できる検査値の
読み方**
編著◉山田 俊幸
定価：2,310円（税込）
B5判／120頁

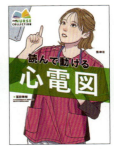

エキスパートナース
コレクション
**読んで動ける
心電図**
著◉冨田晴樹
定価：2,310円（税込）
B5判／120頁

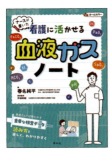

ナースが書いた
**看護に活かせる
血液ガスノート**
著◉春名 純平
医学監修◉升田 好樹
定価：2,310円（税込）
B5判／120頁

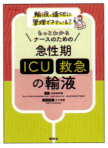

もっとわかる
**ナースのための
急性期（ICU・救急）
の輸液**
著◉北別府 孝輔
医学監修◉山下 茂樹
定価：2,420円（税込）
B5判／160頁

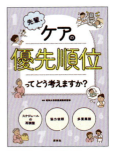

**先輩、ケアの
優先順位って
どう考えますか？**
編著◉昭和大学附属病院
看護部
定価：2,200円（税込）
B5判／112頁

2022年後半新刊

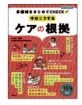

多領域をまとめて
CHECK
**今はこうする
ケアの根拠**
編集◉林 直子
定価：2,530円（税込）
B5判／208頁

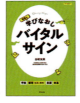

**看護の学びなおし
バイタルサイン**
著◉白坂 友美
定価：1,870円（税込）
B5判／128頁

チアノーゼ	・四肢末梢の皮膚や粘膜が暗紫色になる状態 ・血中の還元ヘモグロビンもしくは異常ヘモグロビンの増加による	・肺におけるO_2・CO_2ガス交換不良 ・呼吸不全 ・心不全 ・異常ヘモグロビン血症 ・先天性心疾患

日ごろの観察や介護者からの情報が重要

- 高齢者は症状が現れにくく、訴えも定まらないことが多い。また、自覚症状のないまま疾患が進行していることがあるため、主観的情報だけではなく、客観的状況、介護者からの情報など、在宅生活全般の情報からアセスメントする。
- 高齢者は多くの疾患をもっており、複数の薬剤を使用していることも多い。病歴を含めたアセスメントも重要である。

高齢者は気道感染を起こしやすく、重症化しやすい

- 在宅は病院とは異なり対応に時間がかかることがあるため、事前に準備が可能なことはしておく。

状況に応じて在宅酸素療法（HOT）を導入

- 呼吸器症状出現時は、主治医と連絡をとり、必要であればHOTを導入する。

不安が強いと症状の悪化につながる場合も

- 患者・家族の不安が強いとさらに症状を悪化させてしまうことがあるため、患者・家族が安心できる説明が必要である。
- 心因性の呼吸困難時には、ハッカ湯等の使用でリラクゼーションを図ることも方法の1つ。

〈文献〉
1) 福井次矢，奈良信雄：内科診断学 第2版．医学書院，東京，2008．

高齢者の呼吸困難

緊急度

高齢者の呼吸困難の特徴	・不快感や努力感を伴う呼吸運動の自覚をさす。 ・定型的な症状が出ないことが多い。
考えられる原因・疾患	★加齢による呼吸器系の変化 ・呼吸にかかわる筋力の低下 ・最大呼吸量・肺活量・ガス交換量の低下 ・気管支線毛の活動低下 ・肺胞数の減少　など ★呼吸困難の分類と原因

分類	主な原因
肺性呼吸困難	肺における換気障害 ・換気不良の室内（外気O_2不足） ・扁桃炎、咽喉頭・気管疾患、外部からの圧迫による気道狭窄、気管支喘息など（気道の狭窄） ・細気管支炎、気管支肺炎など（細気管支の狭窄） ・肺炎、肺水腫、肺腫瘍など（ガス交換を担う肺胞面積の減少） ・肺気腫、肺水腫、肺線維症、気胸など（肺の伸展性の低下） ・肺炎、粟粒結核、肺腫瘍、気胸など（ヘーリング・ブロイウェル反射の亢進） ・球麻痺、脊髄腫瘍、肋骨骨折など（胸郭運動の低下） ・腹水、鼓脹、過食、便秘などによる横隔膜の挙上（呼吸運動の抑制）
心臓性呼吸困難	心筋障害、心臓弁膜症、冠動脈疾患などによる心不全 ・心臓障害による肺うっ血⇒呼吸面積の減少、肺の弾力性減退、ヘーリング・ブロイウェル反射の亢進 ・呼吸中枢の血流量減少⇒CO_2増加による呼吸中枢の興奮性の増大 ・動脈血中のO_2減少⇒O_2不足による呼吸中枢の興奮性の増大（頸動脈洞反射）
運動性呼吸困難	運動量増加 ・筋運動による代謝亢進⇒血中CO_2・乳酸の増加およびpH低下⇒呼吸中枢の興奮性の増大・運動の習慣の有無、訓練の有無などによる個人差が大きい。
アシドーシス性呼吸困難	糖尿病昏睡、腎不全、尿毒症など ・代謝性アシドーシスに伴って血中H^+増加、HCO_3^-（炭酸水素イオン）の減少、pH低下⇒呼吸中枢の興奮性の増大、クスマウル大呼吸が出現する

脳性呼吸困難	脳血管障害、脳腫瘍、高血圧など	
	・呼吸中枢の血流障害、頭蓋内圧亢進⇒呼吸中枢の興奮性の増大	
貧血性呼吸困難	重症貧血、大出血、CO中毒など	
	・血色素の低下（30％以下）、O_2運搬能の低下⇒血中のO_2不足・CO_2増加⇒呼吸中枢の興奮性の増大	
心因性呼吸困難	転換性障害、激痛、過換気症候群など	
	・大脳視床下部よりの刺激⇒呼吸中枢の興奮性の増大	
	・過換気症候群は、心因性要素が強いが、中枢性の過剰な換気により急性の呼吸性アルカローシスを引き起こし、それによって口周囲や手指のしびれ、テタニーが出現することが多い	

高木永子監修：看護過程に沿った対症看護 病態生理と看護のポイント 第4版．学研メディカル秀潤社，東京，2010：178-179.より一部改変して転載

★酸素飽和度が低下しなくとも呼吸困難が生じるケース

・アシドーシス性
・脳性
・貧血性
・心因性　など

その他の症状にも注意！
例：CO_2ナルコーシス、COPD、意識障害

MEMO　呼吸困難の程度の分類

　呼吸困難の程度には個人差があり、程度を表す指標としては、ヒュー・ジョーンズ（Hugh-Jones）の分類や、NYHA（New York Hart Association）などがある。

ヒュー・ジョーンズ（Hugh-Jones）の呼吸困難の程度の分類

Ⅰ度：同年齢の健常者とほとんど同様に仕事ができ、歩行、階段の昇降も健常者とほとんど同様にできる（正常）
Ⅱ度：平地では同年齢の健常者と同様に歩行できるが、坂や階段では息切れを感じる（軽度）
Ⅲ度：平地でも健常者並みには歩けないが、自分のペースでなら1.6km以上歩ける（中等度）
Ⅳ度：休み休みでなければ50m以上歩けない（高度）
Ⅴ度：話をしたり、着物を脱いだり、身のまわりのことをするのも息切れがする。このため外出できない（きわめて高度）

NYHA（New York Hart Association）の呼吸困難の程度の分類

Ⅰ度：日常の活動になんら制限を受けないもの
Ⅱ度：日常生活に多少の制限を受け、過度の運動に際して呼吸困難、動悸などが出現するもの
Ⅲ度：日常生活にかなりの制限を受け、軽度の体動でも症状が出現するもの
Ⅳ度：安静時にも症状を有し、わずかの体動でも症状が増強するため病床を離れることができないもの

1 患者・家族・介護者からの一報への対応

📞 患者・家族・介護者からの訴えの例

「息がつらそう」「食事がのどにつかえて苦しそう」

「息がつらそう」

①症状の確認・返答例	②考えられる原因	③訪問看護師到着までの指示
呼吸の音やリズムはどのような状態か（何をしているときか、いつから続いているかも確認）		
「ハッハッハッと速い呼吸」	・労作等により、呼吸が浅く低酸素状態になっている	・衣類をゆるめる ・患者の安楽な体位の指導 ・安楽な呼吸法の指示 ・事前に主治医から呼吸困難時の指示があれば、在宅酸素療法（HOT）を行う
「ヒューッ、ヒューッと言っている」	・何らかの原因で気管・気管支が狭くなり、喘鳴が起こっている	・患者の安楽な体位の指導 ・喘息などで、主治医から指示がある場合は吸入等を行う
「ゼロゼロと言っている」	・痰が咽頭・喉頭部で貯留し、自力での喀出が困難で低酸素状態になっている	・自宅に吸引器があれば、吸引の指示 ・痰で気道閉塞にならないための体位の指導

「食事がのどにつかえて苦しそう」

①症状の確認・返答例	②考えられる原因	③訪問看護師到着までの指示
顔・口唇の色はどうか（いつ・何を・どれくらいの量を食べたかも確認）		
「顔・口唇が青白い」	・食塊を誤嚥し、窒息しかけている	・自宅に吸引器があれば、吸引の指示 ・気道閉塞にならないための体位の指導 ・背部叩打法の指示 ・状況により救急要請
発熱や痰など、他の症状はあるか		
「少し熱っぽく、粘性の痰が出る」	・痰が咽頭・喉頭部で貯留し、自力での喀出が困難で低酸素状態になっている	・体温計があれば体温測定 ・自宅に吸引器があれば、吸引の指示 ・痰で気道閉塞にならないための体位の指導

2 訪問時のアセスメントと看護ケア

- バイタルサインの確認（SpO$_2$値、呼吸数など呼吸状態の観察を含む）
- 全身状態、意識障害の確認
- 咳嗽、痰、発熱、他症状の有無・程度の確認

①患者状態	②考えられる原因・疾患	③対応・看護ケア
呼吸が浅く、30回/分で速迫している 脈拍も100回/分と速い SpO$_2$ 80〜85%といつもより低い 苦痛な表情をしている 微熱がある	★★★ ・労作により肺胞でガス交換が十分に行われず、低酸素状態になっている ・慢性閉塞性肺疾患（COPD）の急性増悪や肺炎など	・発熱があればクーリング ・安楽な体位（前傾起座位等）の工夫ができているかの確認・指導 ・事前指示（頓服等）があれば、投与または投与後の状態観察 ・主治医に報告、状況により往診 このような症状が出る可能性がある場合は、主治医から事前指示として吸入薬や内服薬の処方をしてもらっておくとよい
喘鳴が続き、呼吸困難を呈している 呼気時に高音性の連続性異常肺音を聴取	★★★ ・呼気時の喘鳴→気管支炎や気管支喘息などの気道感染 ・吸気時の喘鳴→気道感染の他、喉頭無力症、気管無力症等の先天性因子も ・混合性の喘鳴→心不全による心臓喘息	喘鳴は、吸入薬使用で消失すれば様子観察できるが、改善されなければ状況により往診が必要
粘稠の白色痰が咽頭部に貯留している	★★★ ・痰が自力で喀出できず、低酸素状態が起こっている ・痰を喀出する労作による疲労の増強	・呼吸理学療法（体位ドレナージ、スクイージング等） ・吸引 ・状況により主治医に報告し、頓服薬使用の指示または往診を依頼
食塊、食物残渣などの誤嚥	★★★ ・窒息 ・呼吸器感染	・吸引器を使用し、食塊や食残渣の吸引 ・窒息しかけている場合は、ハイムリック法、背部叩打法 ➡p.89参照 状況により救急要請を予測して主治医に報告

| 痰が粘稠で多い | ★★★
・痰の詰まりにより、気道内圧が上昇 | ・呼吸理学療法（体位ドレナージ、スクイージング等）
・吸引
　　状態が改善されなければ主治医に報告し指示をもらう
　　状況により往診が必要 |

3　主治医への報告

- 呼吸困難が「突然起こったのか」「以前にもあったのか」、「安静時に起こったのか」「労作時に起こったのか」
- 呼吸困難の程度や持続時間
- 発熱や胸痛などの随伴症状があるか
- 意識レベルや不安などの状況

> **例**
> 　Aさんの件で連絡させていただきました。○時○分に長男のお嫁さんから「Aさんが息苦しいというので、酸素を3L/分まで上げて様子をみていましたが、状態が変わりません」と電話がありました。
> 　訪問すると、酸素3L/分下で呼吸回数20回/分、SpO_2 93％、血圧110/50mmHg、脈拍99回/分、体温37.8℃でした。呼吸音は低調性連続性の副雑音が聴取されました。
> 　呼吸リハビリ後に粘稠痰を多量に吸引するとSpO_2 96％まで上昇し、息苦しさはやや軽減されたようです。しかし、倦怠感と高体温が続いており、先生からの指示をいただきたいです。

4　患者・家族・介護者への説明、日常生活の注意点

- 呼吸困難は、苦痛・体力消耗、場合によれば人命にもかかわる。早急な診断や対応が必要であることを説明し、主治医への報告の同意を得る。
- 患者が呼吸困難を呈している際、家族・介護者は患者の咳嗽や排痰により患者の気道分泌物に触れる可能性がある。家族・介護者へは手洗いや手袋の使用などにより、感染を予防することを指導する。
- 便秘や過食により横隔膜が挙上し、呼吸が浅くなることがある。安楽に呼吸ができる姿勢や体位（起座位、ファーラー位、側臥位など）を指導する（➡p.112）。
- 呼吸困難感が増強しないように、トイレの近くに居室を移動する等、生活の動線をできるだけ短くなるよう工夫する。
- 食事は呼吸を止めて行うため、食事を摂取できなかったり、少量でやめてしまうことがある。食事量を確認し、不足している場合は高カロリー栄養剤の摂取が必要となる。

2 痰

緊急度

痰の特徴	・咳によって、気道系から喀出されるものの総称。 ・気道の杯細胞や気管支腺からの粘液性分泌物を主体に、脱落細胞成分、細菌などの異物、上気道分泌物や唾液などを含む。
考えられる原因・疾患	★痰の性状・病態と原因疾患

痰の性状	病態	考えられる原因疾患
黄〜緑色の膿性痰	細菌感染	急性気管支炎、急性肺炎、感染性気管支拡張症
濃い緑色の膿性痰	緑膿菌感染	慢性気管支炎、びまん性汎細気管支炎、気管支拡張症などの増悪時の緑膿菌感染
悪臭ある膿性痰	嫌気性菌感染	肺化膿症、肺腫瘍、一部の肺炎などにおける嫌気性菌による感染
粘性痰	気道粘液の過分泌	慢性気管支炎、細気管支病変(早期に多い)
漿液性痰	血漿成分の漏出	肺水腫(心不全)
血痰	気道の出血性病変	肺がん、気管支拡張症、結核
錆色痰	化膿菌による感染	肺化膿症、肺膿瘍
甘酸っぱい臭気の痰	真菌感染	肺カンジダ症

渡辺彰:咳・痰. 福井次矢, 奈良信雄編, 内科診断学 第2版, 医学書院, 東京, 2008:404. より引用

❷ 痰

1 患者・家族・介護者からの一報への対応

📞 患者・家族・介護者からの訴えの例

「痰がからんで切れない。自分で出せない」「血痰が出る」

「痰がからんで切れない。自分で出せない」

①症状の確認・返答例	②考えられる原因	③訪問看護師到着までの指示
痰の色・粘稠度・量はどうか（いつから出ているのかも確認）		
「黄白色で粘り気があり、量が多い」	・細菌感染の徴候	・（体温計があれば体温測定） ・水分補給 ・ネブライザー等の施行 ・体位変換
「黄白色で少し粘り気がある」 「吸引しても吹き出してくる」 「〇時に胃瘻注入し、しばらくしてから」	・胃内容物が逆流したものを誤嚥し、感染している	・（体温計があれば体温測定） ・胃内容物が逆流しにくい体位をとる ・吸引

「血痰が出る」

①症状の確認・返答例	②考えられる原因	③訪問看護師到着までの指示
血痰の色・量はどうか		
「ピンク色」	・現時点では血痰の原因は不明だが、吸引チューブによる気道粘膜の損傷等が考えられる	・吸引チューブを深く挿入せずに吸引 　事前に吸引チューブにマジック等で印をつけておくとわかりやすい ・体位の工夫

2 訪問時のアセスメントと看護ケア

- 全身状態、意識障害の確認
- 痰の性状をよく観察する

①患者状態	②考えられる原因・疾患	③対応・看護ケア
自力で痰を喀出することができない 疲労も認める	★★★ ・気道が浄化されず、低酸素状態を起こしている ・排痰を促すために咳嗽を繰り返し、その労作により体力が消耗している ・慢性気管支炎や細気管支病変等	・水分補給 ・ネブライザー等の施行後、呼吸理学療法（体位ドレナージ・スクイージング等）、吸引 ・主治医に報告し、状況により内服薬（去痰薬等）の処方 電話での指示（水分補給やネブライザー、体位変換等）のみで改善されれば、様子観察できることもある
喀痰吸引しても改善しない 吸引後も呼吸音は副雑音が残る 発熱（体温38℃以上）を認める	★★★ ・誤嚥による気道感染	・クーリング ・呼吸理学療法（体位ドレナージ・スクイージング等） ・吸引 ・状況により主治医に報告し、頓服薬使用の指示または往診を依頼
ピンク色～鮮血の血痰を吸引している	★★★ ・気管吸引時、吸引チューブを深く挿入したことによる気道粘膜の損傷 ・咳や発熱がある場合→気管支炎や肺炎等の気道感染等 ・胸痛や呼吸困難が伴う場合→肺血栓や胸部損傷、肺炎等	・吸引チューブを深く挿入せず吸引 ・発熱がある場合、クーリング ・主治医に報告し、状況により往診または救急要請

> **MEMO** 気管吸引時の吸引チューブ挿入の長さ
> - 吸引チューブを深く挿入するとチューブの先端で気道粘膜を損傷することがある。一時的な出血で止まればよいが、気管壁に肉芽を形成し、出血が止まらなくなることもある。
> - 吸引チューブは、気管カニューレ先端より深く挿入しすぎない。

痰

3 主治医への報告

- 全身状態の最近の変化
- 咳嗽ができるか、全面介助（吸引）でしか排痰できないか

> **例**
> Aさんの件で連絡させていただきました。○時○分に長女さんから「気管カニューレ内に吸引チューブが入り難く、なかなか痰を吸引できない」と連絡がありました。
> 訪問しましたところ、気管カニューレ内に硬めの痰が付着しており吸引チューブが入り難い状態でした。SpO_2 94～95％で呼吸困難感は軽度です。生理食塩水でネブライザー吸入をして少し痰がやわらかくなりましたが、まだ吸引チューブがスムーズに入りません。先生の往診が必要と考えます。よろしくお願いします。

4 患者・家族、介護者への説明、日常生活の注意点

- 痰が詰まったり、血痰が続くなどすると、苦痛・体力消耗、場合によれば人命にもかかわることから、早急な診断や対応が必要であることを説明し、主治医への報告の同意を得る。
- 家族・介護者は患者の咳嗽や排痰により患者の気道分泌物に触れる可能性がある。家族・介護者へは手洗いや手袋の使用などにより、感染を予防することを指導する。
- 食事や水分摂取の後に痰が増量することを予測し、ネブライザーなどの吸入時間を決め、効果的に吸引できるようにする。
- 痰が出ることは悪いことではなく、感染源が体内に侵入することを防ぐための症状であることを伝え、口腔を清潔にしたり誤嚥予防を行う。
- 夜間など、痰により息がつらそうで介護者も不安になることがある。自動体位変換のベッドを利用するなどし、排痰がしやすくなるような環境を整える。

〈文献〉
1）福井次矢，奈良信雄編：内科診断学 第2版．医学書院，東京，2008：334-340，341-344，401-409，410-414，416-424，436-442，443-448，496-499．
2）高木永子監修：看護過程に沿った対症看護 病態生理と看護のポイント 第4版．学研メディカル秀潤社，東京，2010：178-179．

V 消化器症状

消化器症状　在宅ではココが重要！

① 吐き気（悪心）・嘔吐
② 嚥下障害
③ 便秘
④ 腹部膨満

消化器症状 在宅ではココが重要!

「排泄」を整えることが重要

- 長期入院後の在宅療養患者は、便秘になっていることが多い。
- 便秘に対する食事指導や腹部マッサージ、睡眠に対する副交感神経を優位にさせる訓練や足浴など、薬に頼らず看護によって緩和されることも多い。リラックスが大切である。

★排便を整えるためのケア

- 食物繊維を多くとってもらう。
- ヨーグルトなどの乳酸菌をとってもらう。
- 運動をしてもらう。寝たきりの患者には腹部マッサージを行う。
- 腹部や腰部の温罨法を行う。
  - なぜ？ 「快」の刺激を与えることで副交感神経を優位にするとともに、排便を誘発するツボへの刺激にもなる。
- よい睡眠がとれるようにする。可能な人には就寝前の足浴を勧めたり、副交感神経が優位になるように腹式呼吸の練習などを行う。
- 緩下剤、下剤などの使い方を一緒に考える（訪問前日に下剤を内服してもらい、訪問時に便が出やすい状態にしておく、など）。
- 薬を使う場合でも内服薬や坐薬で出せるようにしたほうがよい。
  - なぜ？ どうしても出ないときは、浣腸をすることもあるが、浣腸は腸内細菌を洗い流してしまう。

> **MEMO　在宅では排便が大きな問題に**
>
> 　消化器症状の中で、在宅で特に問題となるのは排便である。病院や施設のように、ナースコールを押せばトイレに連れて行ってくれたり、2～3時間ごとにおむつをチェックしてくれたりすることはまれで、便が付着したまま何時間もおむつが替えられないことも少なくない。利用者にとっては褥瘡のリスクを高め、何より気持ちが悪い。逆に便が出ないことで腹満感から食欲がなくなったり、呼吸が制限されたり、腹痛に悩まされることもある。
> 　家族や介護者にとっても、下痢になってしまえばおむつだけでなく寝衣やシーツまで汚れてしまい、洗濯の負担が増え、また便が出ないことで苦しがっている姿を見ているのもつらいことである。

患者のライフスタイルを把握する

- 患者のライフスタイルが消化器症状の増悪因子である場合が多い。
- 看護では、食事（方法・内容など）、排泄（排尿・排便習慣など）、睡眠の状況など、患者個々人の価値観と日常生活行動の把握が重要である。
- 病院ではライフスタイルの把握が難しいが、在宅では自宅の環境を実際に見たり、長期にわたるかかわりができるなど、生活習慣に対するアプローチがしやすい。

口腔内環境を改善し、食事量を確保する

- 食事量の低下も便塊をつくりづらい。入れ歯が合っていなかったり、口内炎があると食事量が減るので、口の中をよく観察する。
- 長期にストレスにさらされていると唾液分泌が低下する。それにより口腔内が乾燥し、摂食障害や味覚障害、義歯の不適合、易感染状態が起こる。
- レモンや梅干しなどの酸味の強い食物を口に入れたり、ガムを噛む、マッサージをするなど、唾液腺を刺激したりすることで唾液腺の分泌機能の改善を図る。

> **MEMO**　「食べられない」が与える影響
>
> 　食事は「食べる」という、生命の維持に欠かせない栄養の摂取としての人間の基本的欲求であるとともに、楽しみやくつろぎ、コミュニケーションなどの社会文化的欲求でもある。
> 　「食べる」ことが障害・制限されることで精神的にも不安定になり、苛立ちや不満・怒り・抑うつなどさらなるストレスが起きることも多い。できるだけ気分転換を図ることも重要になってくる。
> 　また、食物摂取の量的・質的不足状態の持続や、長期にわたる下痢の持続などによって、低栄養状態に陥りやすい。低栄養状態からくる全身倦怠感や脱力感も気力を失わせ、うつ状態を引き起こすこともある。「食べられない」ということは心理的な影響も大きい。

緊急性の高い疾患である可能性も

- 腹痛や嘔吐では、急性腹症や頭蓋内圧亢進のように緊急性の高い疾患の場合もときおりあるため、注意が必要である。

〈文献〉
1）安部井徹，大塚邦子：標準看護学講座19 成人看護学－消化器系，金原出版，東京，1993：2-7.
2）小林誠一郎編：ナーシングマニュアル6 消化器疾患看護マニュアル（1）食道・胃・腸，学研メディカル秀潤社，東京，1986：1-3.
3）松田明子，金田智，川原英之，他：系統看護学講座 専門分野Ⅱ 成人看護学5 消化器，医学書院，東京，2011：2-11.

① 吐き気（悪心）・嘔吐

緊急度 ★★★

吐き気・嘔吐の特徴	・吐き気：咽頭から上腹部にかけての嘔吐したいような不快感。軽い場合は心窩部のむかつきのこともある。 ・嘔吐：胃内容の口からの吐出。横隔膜の下降、腹筋の収縮が同時に起こることにより生じる。 ・嘔吐中枢の側には、呼吸中枢、血管運動中枢、消化管運動中枢、唾液分泌中枢、前庭神経核などがある。嘔吐中枢への刺激がこれらの中枢へも波及し、自律神経症状、血管運動神経症状を伴うことが多い。 ★吐き気・嘔吐に伴う症状 ・血圧の変動（低血圧）　・唾液分泌亢進　・食欲不振 ・徐脈・頻脈　・冷汗　・脱力感 ・呼吸不整　・めまい 　　　　　　・顔面蒼白
考えられる原因・疾患	・延髄にある嘔吐中枢、第４脳室底のCTZ（chemoreceptor trigger zone：化学受容器引金帯）への刺激によって吐き気・嘔吐が起こる。 ・末梢性（反射性）嘔吐：末梢臓器の刺激によって反射的に起こる。 ・中枢性嘔吐：大脳皮質からの刺激および嘔吐中枢に対する直接的な刺激によって起こる。 ★嘔吐の原因 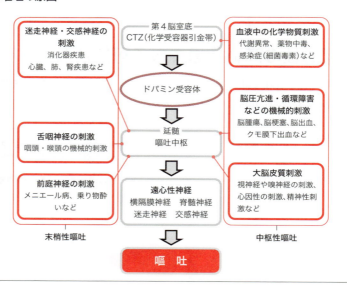

1 患者・家族・介護者からの一報への対応

 患者・家族・介護者からの訴えの例

「気持ちが悪い」「吐きそう」「吐いた」

①症状の確認・返答例	②考えられる原因	③訪問看護師到着までの指示
意識はあるか 「話しかけても返答がない」 **頭痛はあるか** 「ひどく頭を痛がっている」	・脳腫瘍や脳出血などの中枢性疾患	・意識が低下しているときは吐物を誤嚥する可能性がある。側臥位または顔を横に向ける ・血圧が低下している場合は、足を挙上する
吐くときの状態はどうだったか、どこかに痛みがあるか		
「突然気持ちが悪くなった」 「胸が痛い」	・心筋梗塞 ・解離性大動脈瘤	・衣服をゆるめ、楽な姿勢で座り、安静にしてもらう ・激痛の場合は救急搬送を予測し、主治医に報告する
吐物に赤い血や黒い塊が混じっているか		
「赤い血(黒い血)が混じっている」	・上部消化管からの出血	・胃部冷罨法＋緊急連絡
熱はあるか 「38℃以上ある」 **水分はとれているか** 「とれていない」 **尿は出ているか** 「出ていない」 **尿の色はどうか** 「濃いオレンジ色」 **唇や口の中、脇の下が乾いているか** 「乾いている」	・脱水による電解質異常	・経口で水分がとれるようであれば、少しずつとる ・保冷剤で首や腋窩、鼠径部のクーリング

① 吐き気（悪心）・嘔吐

問診	考えられる疾患	対応
おなかの手術をしたことがあるか	・下部消化管の腸閉塞	・すみやかに吐物を片づけ、窓を開けるなど換気をする ・吐物を医療者に見せる場合は、ビニール袋に入れて密封しておく ・口内に吐物が残っていると、そのにおいでさらに嘔吐が誘発されるため、冷水で含嗽する。レモン水や冷えた緑茶にすると爽快感が増す ・意識が低下しているときは、スポンジブラシなどで口内を拭う。咽頭を刺激すると嘔吐反射が起こるため、注意する ・胃部の冷罨法 ・腹部の圧迫があれば除去する ・嘔吐を繰り返す場合があるため、洗面器やビニール袋を用意 ・ベッドを汚す可能性があれば、平おむつやタオルなどを敷き、汚れたらすぐに取れるようにしておく
「腸の手術をした」		
おなかが張っているか		
「張っている」		
吐いたものはどんなにおいか		
「便のにおいがする」		
最後に食べたのはいつか	・上部消化管の閉塞	
「数時間前」		
吐いた後も吐き気が続いているか		
「吐いたらすっきりした」		
吐くのはどのタイミングか		
「いつも食事の1時間後ぐらい」		
吐き気は強くなっているか	・急性腹症 ・胃腸炎や虫垂炎などの炎症性疾患	
「だんだん強くなってきた」		
腹痛はあるか		
「ある」		
熱はあるか		
「出てきた」		

生ものや毒をもつ可能性のあるものを食べたか	・食中毒 ・感染性胃腸炎	・感染を疑って吐物や便を処理するときは、マスクと手袋を着用する
「昨日生ものを食べた」		
下痢をしているか		【吐物・便を処理する際の注意】 ・吐物・便はペーパータオルで包み、拭き取る ・拭き取った後は塩素系の消毒薬で浸すように床を拭き、水拭きをする ・拭き取りに使用したものはビニール袋に密閉して廃棄する
「水のような便が出ている」		
一緒に食事をした人は、同じような症状を訴えているか		
「数人が同じように吐き、下痢もしている」		
めまいはあるか	・良性発作性頭位めまい症などの内耳性疾患	・横になり安静にする ・部屋はカーテンをして静かな環境に整える ・急に体を起こしたり頭を動かしたりしない ・軽く目を閉じる ・トイレ移動時はゆっくり支える
「目がぐるぐるまわる」		
めまいが起こったのはいつか		
「急に頭の向きを変えたとき」		
抗がん剤の治療をしているか		
「外来で抗がん剤の治療をしてきた」	・抗がん剤の副作用	・頓用の制吐薬の指示があれば使用する

2 訪問時のアセスメントと看護ケア

- いつごろから、どのような物を嘔吐したか
- どういう時に(食事時間との関係)吐き気・嘔吐がみられるか
- どのような随伴症状がみられるか

①患者状態	②考えられる原因・疾患	③対応・看護ケア
意識障害がある	★★★ ・脳腫瘍 ・脳血管障害 ・肝不全 ・代謝異常	・救急搬送を予測し、主治医に早急に報告

❶ 吐き気(悪心)・嘔吐

症状	疑われる疾患	対応
激しい頭痛 徐脈 血圧の上昇 意識障害 麻痺や瞳孔の異常 吐き気を伴わない突発的な嘔吐	★★★ ・頭蓋内圧亢進	・救急搬送を予測し、主治医に早急に報告
突然の嘔吐 胸痛がある	★★★ ・心筋梗塞	・救急搬送を予測し、主治医に早急に報告
吐血 血圧の低下 徐脈 冷汗 顔面蒼白	★★★ ・ショック状態	・下肢を挙上 ・救急搬送を予測し、主治医へ早急に報告
腹鳴が強く、排便がない	★★★ ・イレウス	・主治医に報告
嘔吐が続いている	★★☆ ・食中毒	・側臥位で膝を深く曲げる ・仰臥位なら顔を横に向け、吐物による窒息を防ぐ
黄疸がある	★★☆ ・肝炎、肝硬変、閉塞性黄疸	・主治医に報告
熱が38℃以上 血圧の低下 口腔、腋窩の乾燥	★☆☆ ・感染症 ・脱水、熱中症 ・甲状腺機能亢進症	・クーリング ・嘔吐が落ち着いていれば少しずつ飲水 ・室温、衣類などの環境調整
腹鳴が弱く、排便がない	★☆☆ ・便秘 ・サブイレウス	・腹部温罨法 ・腹部マッサージ ・摘便 ・浣腸
抗がん剤の治療をしている	★☆☆ ・抗がん剤の副作用	・頓用の制吐薬があれば、内服もしくは坐薬を挿入 ・内服薬しか出ておらず内服できない状態であれば、主治医に報告し坐薬への変更を検討してもらう

3 主治医への報告

- 嘔吐の回数や量、性状などの他、随伴症状やアセスメントなどを報告していく。以前にも同じような症状があった場合は、そのときと比較し報告する。
- 1回でも大量の嘔吐、吐血、強い頭痛、強い腹痛、胸痛、ショック状態の場合は緊急を要するため、救急搬送するかどうか早急に連絡をとる。

> **例**
>
> Aさんの件で報告です。○時○分にご家族より電話がありました。Aさんが、吐き気がするといって食事も水分もとらないとのことで訪問しました。
>
> 体温37.9℃、脈100回/分、血圧90/62、SpO_2 98％です。咳嗽、喀痰なく、呼吸音も副雑音は聴かれませんでした。口内や腋窩の乾燥があります。ここ数日水分摂取量が少なく、排尿回数も少ないそうです。
>
> 脱水と考え、経口補水液を促しましたが、2～3口しか飲んでもらえませんでした。点滴による補液が必要な状況と考えます。往診をお願いします。

4 患者・家族・介護者への説明、日常生活の注意点

- 吐き気・嘔吐の原因は消化器疾患だけではなく、多岐にわたる。他の症状にも注意してもらい、頭痛や胸痛を伴うときは特に緊急対応が必要であることを説明する。
- 嘔吐を繰り返すことがなく、他の症状もないときは様子を見る。
- 嘔吐を繰り返すと、脱水や電解質異常から重篤な状態へ変化していく可能性があるため、嘔吐量や回数に注意する。
- 心因性の嘔吐もある。随伴症状がなければ発症となった状況やストレス、悩みや不安がないか確認する。
- 脱水から吐き気が出ることもあるが、嘔吐から脱水になることもある。脱水になりやすい人は経口補水液などを常備し、日ごろから脱水予防に努めてもらう。
- においも吐き気を誘発する。他の人にとって「よいにおい」であっても、本人にとっては「不快なにおい」であることもあるため、注意が必要である。
- できるだけ静かで落ち着いた環境を用意してもらう。
- 「また嘔吐するのではないか」という予期的不安から食事摂取困難になることもあるので栄養状態にも注意する。

〈文献〉
1) 市村久美子，大西純一，高木永子，他：悪心・嘔吐．高木永子監修，看護過程に沿った対症看護 病態生理と看護のポイント 第4版．学研メディカル秀潤社，東京，2010：16-29.
2) 池松裕子，山内豊明編：症状・徴候別アセスメントと看護ケア．医学芸術新社，東京，2008：118-131.
3) 上原譽志夫，大林完二，隅谷護人，他：総合診療マニュアル．金芳堂，京都，2010：46, 210-212.

2 嚥下障害

緊急度 ★☆☆

嚥下障害の特徴	・在宅では誤嚥による窒息が最も危険な状況である。 ・慢性の嚥下障害の場合、緊急性はないが、誤嚥性肺炎を引き起こし、生命の危機に直面する。 ・嚥下障害により栄養状態の低下や脱水を引き起こす。

★摂食・嚥下のプロセス

①先行期	実際に食物が口に入るまで食品を認知する過程
②準備期	咀嚼、食塊形成がなされる段階
③口腔期	咽頭への送り込みの段階
④咽頭期	嚥下反射の段階
⑤食道期	蠕動期

いずれかに1つ以上に機能的障害をきたす
↓
摂食・嚥下障害

ケース1　82歳女性
・アルツハイマー型認知症で食事は全介助
・食事を食物として認識できていない様子で、食物を口に入れても咀嚼しようとしない
↓
先行期に障害がある

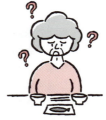

ケース2　88歳女性
・義歯が口に合わず食べにくそう
・しばしばむせる
↓
口腔期に障害がある

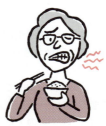

ケース3　78歳男性
・とろみをつけないとしばしばむせる
↓
咽頭期に障害がある

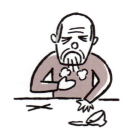

★嚥下障害の特徴・症状

主症状 「食べられない」「上手に食べられない」「むせる」

〈摂食時の様子〉
- 食べるのが遅い
- よくこぼす
- 食べにくいものがある
- 飲み込みにくいものがある
- 咳き込む
- しばしば咳払いをする
- 食後など声質が変化する
- 食後咳払いが多い
- 唾液がだらだら流出している

〈全身症状〉
- やせてきている
- よく発熱する
- 肺炎を起こす

★誤嚥の分類と徴候

嚥下前誤嚥	・嚥下反射が起こる前に気道に食塊が入ってしまう ・口の中に食物をため込む。嚥下後にも口腔残留がみられる
嚥下中誤嚥	・嚥下反射時に喉頭閉鎖のタイミングがずれ、液体などが瞬間的に気道に入り込む（ゴックンと飲み込んだときに誤嚥する現象）
嚥下後誤嚥	・梨状窩などに残留したものが嚥下後に気道に入る（ゴックンと飲み込んだ後の吸気時に誤嚥する現象） ・咽頭クリアランス不良で咽頭内に食塊の残留があり、その残留を吸い込んでしまう
唾液誤嚥	・食事中や日常生活においてむせることが多い ・発熱が続く ・肺炎を繰り返す ・普段から声がガラガラしている

★嚥下障害患者が抱えるリスク問題

- 肺炎、窒息、誤嚥、低栄養、脱水
- 食べる楽しみの喪失

考えられる原因・疾患

★嚥下障害の原因となる疾患・病態

1．器質的原因 （静的障害）	・構造そのものに異常がある ・口腔・咽頭内の炎症、腫瘍、異物、食道炎、潰瘍、食道狭窄、食道裂孔ヘルニア等
2．機能的原因 （動的障害）	・嚥下に関係する組織や器官の構造には問題ないが、動きが悪いために起こる ・脳血管障害、脳腫瘍、頭部外傷、脳炎、多発性硬化症、神経疾患（パーキンソン病、筋萎縮側索硬化症など）、末梢神経炎、重症筋無力症、筋ジストロフィー、薬剤の副作用
3．心理的原因	・神経性食思不振症、認知症、心身症、うつ状態など

❷ 嚥下障害

> **MEMO　不顕性誤嚥**
> むせは気管に空気以外のものが入ったことを感知した場合の防御反応で、気道の感覚が低下していると、誤嚥してもむせない場合も多い。これをsilent aspirationといい、不顕性誤嚥とも呼ばれる。高齢者における夜間の唾液の誤嚥をいう場合もある。

1 患者・家族・介護者からの一報への対応

📞 患者・家族・介護者からの訴えの例

「のどに食べ物が詰まってしまった」「呼吸ができない状態」「苦しそう」「咳が止まらない」「むせたみたい」「発熱している」「痰の量が多い」「何となく元気がない」「食べられない」

①症状の確認・返答例	②考えられる原因	③訪問看護師到着までの指示
呼吸状態はどうか、顔色、息苦しさの程度、意識障害、何を食べたかなど		
「呼吸をしていない」「意識がない」	・誤嚥による窒息	・すぐに改善がみられなければ、救急搬送を視野に主治医に早急に報告 ・吸引する
「咳をすることができる」		・咳を続けさせる ・吸引する
「咳が十分にできない」		・介護者の方向へ側臥位をとらせ、背中の肩甲骨の間を強く数回叩く ・吸引する
「口の中に食べ物が見える」		・指にハンカチを巻きつけて異物をかき出す ・吸引する
呼吸状態はどうか		
「呼吸しづらそう」	・誤嚥性肺炎	・しっかりと咳を出す ・咳のあと、深呼吸を促す ・咳が止まるまで食事をしない ・排痰、吸引器があれば吸引する ・食事中や経管栄養中であれば中断し、体を起こした姿勢を保つ

発熱はあるか

「発熱がある」		・クーリング（頭部・腋窩部・鼠径部などを冷やす）

食事の量はどうか、水分はとれているか

「食事中にむせてしまう」 「食事量が減っている」	・慢性の嚥下障害	・嚥下評価
「水分がとれていない」	・脱水	・経口補水液の摂取 ・輸液

★嚥下評価（家族、介護者が評価できる項目）

- かむことが困難である
- 硬い食べ物を避け、軟らかい食べ物ばかり食べる
- 口から食べ物がこぼれる
- 言葉が明瞭でない
- 食べるのが遅くなる

→ 準備・口腔期の嚥下障害

- 食べ物をいつまでも飲み込まずにかんでいる
- 食事中や食後に濁った声に変わる

→ 咽頭期の嚥下障害

- 水分や食べ物が口に入ったとたんにむせたり咳き込んだりする
- 水分や食べ物を飲み込んだ後にむせたり咳き込んだりする
- 水分を飲み込むときにむせる
- ごはんを飲み込むときにむせる

→ 誤嚥

2 訪問時のアセスメントと看護ケア

- 誤嚥による窒息が最も危険な状況である。呼吸停止、意識レベル低下は、緊急状態。

①患者状態	②考えられる原因・疾患	③対応・看護ケア
食べ物などがのどに詰まったという訴え、窒息のサインがある	★★★ ・誤嚥による窒息	・経口摂取の中止、気道確保 ・指拭法、背部叩打法、ハイムリック法（→p.89）などを行う 　※ハイムリック法は妊婦や過度の肥満者の場合は行わない ・吸引する ・意識がない場合は、心肺蘇生を行う ・誤嚥物が排出されても、呼吸状態のモニタリングを行い、異常の早期発見に努める ・救急搬送を視野に主治医に報告、指示を受ける
呼吸困難感がある 発熱がある 肺副雑音の水泡音、捻髪音、気道狭窄音が聴取される 喘鳴、痰の増加がある SpO_2低下 元気がない	★★★ ・誤嚥性肺炎	・呼吸音を聴取 　※仰臥位での生活が多い患者は、背面のS10後背底区の下側肺が換気障害となりやすい ・経口摂取の中止 ・排痰法や吸引 ・随意的な咳嗽が不可能・不十分→ハフィングを行い、誤嚥物の喀出を試みる ・誤嚥物が除去できない→吸引 ・呼吸音の異常がある→体位ドレナージ ・体位ドレナージ後、聴診により分泌物などが中枢気道に誘導されたことを確認し、吸引などを行う ・肺炎の症状がみられる→主治医に報告し診察を依頼

窒息時の徴候（→p.89参照）
バイタルサイン（SpO_2、脈拍、血圧、体温）、呼吸状態（数、パターンなど）、呼吸音、胸郭の動き、左右差、顔色、チアノーゼの有無、意識状態、発声の有無等に異常がある

冷汗、チアノーゼ、肩呼吸、意識状態の変化などがあり、明らかに症状が重篤な場合は、緊急状態

水分・食事摂取量の不足	★★☆ ・栄養不良・脱水の危険性が考えられる 【脱水の症状】 口渇、皮膚・口腔粘膜の乾燥、濃縮尿、尿量減少、発熱、頻脈、起立性低血圧、頭痛、嘔吐、脱力感、けいれん、意識障害など	・脱水の症状がみられる→すみやかに主治医に報告、診察を依頼 ・脱水の徴候はみられないが水分摂取量の不足が疑われる→水分摂取量を増やす
食事の際にむせる	★☆☆ ・慢性の嚥下障害 ・現病歴、既往歴、使用中の薬剤、栄養チューブの留置の有無 ・頸部聴診 ・口腔内の観察(粘膜・歯牙の状態、汚れ・口臭の有無) ・顔面神経麻痺の有無 ・誤嚥のアセスメント：いつ、何を飲食して誤嚥しているか(嚥下前・中・後) 状態によっては、脱水や低栄養状態を招く危険がある	・嚥下評価 ・食物の認識障害→口腔ケア、嚥下体操、認知しやすい場所に器を置くなど ・口への取り込み障害→開口できない場合、K-point刺激、セッティング・姿勢・食器の工夫など ・嚥下前誤嚥の疑い→頸部前屈、頸部肢位・姿勢調整、食形態の工夫、増粘剤の使用 ・嚥下中誤嚥の疑い→息こらえ嚥下 ・嚥下後誤嚥の疑い(咽頭残留)→食形態の工夫、嚥下前頸部回旋、複数回嚥下・空嚥下、交互嚥下 ・唾液誤嚥の疑い→頸部前屈、姿勢調整 ・胃食道逆流→姿勢調整、食後の座位保持、経鼻経管栄養剤の固形化、1回注入量を減らし回数を増やす ・心因性の疑い→患者の表情や活動状況の観察 ・地域での医療、介護、福祉の資源を活用し、他職種と連携して訓練を行う

★慢性嚥下障害のアセスメント

■呼吸器系のフィジカルアセスメント
- 頸部聴診：嚥下後、頸部を聴診する。湿性音や液体振動音があれば、喉頭前庭や梨状陥凹に唾液などが貯留している可能性がある
- 呼吸音の聴診：副雑音の有無や呼吸音の減弱などを確認する
- パルスオキシメータ

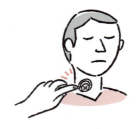

甲状軟骨の左右に聴診器を当て、気管音を聴取する

■脳・神経系のフィジカルアセスメント
- 鼻唇溝、口角を観察し、顔面神経麻痺の有無を確認する
- 会話時、口唇音（パ行）・舌尖音（タ行）・奥舌音（カ行）の発音が不明瞭であれば、口唇・舌の運動障害を疑う
- 食後、ガラガラした声に変われば、湿性嗄声を疑う。口腔前庭に食塊が残渣している可能性がある
- 食物残渣がある場合は、三叉神経麻痺の有無を確認する
- 舌を動かしてもらい、舌の運動障害の有無を確認する
- 「あ」と発声してもらい、軟口蓋の動きを観察する（カーテン徴候）。さらに、口蓋反射を観察する

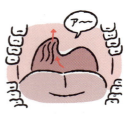

カーテン徴候

■簡易嚥下スクリーニングテスト（反復唾液嚥下テスト、改訂水飲みテストなど）
【反復唾液嚥下テストの方法】
① 患者に座位姿勢で少し顎を引いた体位をとるよう促す
② 検査者の示指を患者の舌骨上へ、中指を喉頭隆起上で軽く当てる
③ 唾液を連続して嚥下するよう指示する
④ 患者の喉頭が検査者の示指を越えて挙上された数を30秒数える。このとき、示指を越えない喉頭挙上は数えない

＊30秒間に嚥下回数3回未満であれば、摂食・嚥下障害のリスクがあると判定する

> **MEMO** 誤嚥しやすい患者の水分摂取方法
>
> 誤嚥しやすい患者の場合、市販のトロミ調整剤を用いて水分に軽い粘度をつけるとよい。また、水分含有量の多いゼリーを取り入れることも効果的である。
> それでも経口的に必要水分量を確保できない場合は、補液や経管栄養法など、非経口的な投与方法を検討する。

3 主治医への報告

【窒息の場合】
- 食事摂取中の急激な呼吸状態の変化の状況
- 意識レベル

- SpO₂低下

【誤嚥性肺炎の場合】
- 嚥下状況、むせ、咳、発熱、声がにごる、痰の量・性状・色の変化など
- 食事摂取量、食事の認識（口に到達するまでにこぼすなど）
- 食事内容、食事時間、一口量（口からのこぼれ）
- 咀嚼、嚥下反射が起こるまで（長時間口にためこむなど）
- 食欲、疲労、排便状況

【脱水の場合】
- 意識レベル
- 発熱、頻脈、血圧
- 食事・水分摂取状況
- 尿量、体重減少

> **例**
> ［誤嚥性肺炎］
> 　Aさんの件で報告です。体温37.8℃、脈80回/分、SpO₂ 94％です。
> 　湿性咳嗽あり、呼吸浅く促迫ぎみです。肺に連続性、断続性副雑音が聴かれます。口腔内、食物の残渣があります。ぼーっとしています。食事中むせており、あまり食べられなかったそうです。食事・水分、少量しかとれていません。食べさせても、飲み込まず口にたまってしまうそうです。
> 　クーリングするよう伝えました。先生の往診が必要な状態と考えました。よろしくお願いします。

4 患者・家族・介護者への説明、日常生活の注意点

- 嚥下機能が低下している場合は、窒息の危険性があるため、家庭に吸引器があるか確認する。横向きにして上体を前かがみにして背中を強く叩く、ハイムリック法などを介護者ができるかどうか確認する。窒息時の対応について、患者・家族に指導する（➡p.89）。
- 緊急時に掃除機等で吸引する場合は、ノズルのかわりに食品用ラップの芯または市販の吸引ノズルを接続して、口腔内を吸引する。

> **実施時の注意点**
> ・舌を吸引しないよう、芯を口腔内に入れてから掃除機のスイッチを入れる
> ・短時間で吸引を終了する

- 嚥下障害のある患者には、誤嚥だけでなく、低栄養・脱水のリスクがある。これらを予防するために、食事摂取量や水分摂取量についても常に把握しアセスメントを行い、必要時には早期にアプローチを開始する必要があることを説明する。

- 窒息しやすい食品を避ける。
- 餅・肉片は小さく切って食べやすい大きさにする。

★窒息しやすい食品

のどにはりつく食品	餅、焼き海苔、ワカメ、繊維が多い野菜など
うまくかめない食品	こんにゃく、すじのある肉、刺身、イカ、タコなど
粒が残る食品	ピーナッツ、大豆など

★上手においしく食べる条件

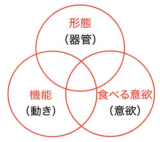

- 食事の際は、お茶や水を飲んでのどを湿らせるなど、水分と一緒に食べるようにする。急いで飲み込むことなく、ゆっくりかんで食べるようにする。食事は一人でとらず、なるべく家族と一緒にとる。
- しっかりと飲み込んでから次の食べ物を食べる。ゴックンと飲み込んだことを確認してから次の一口に進むようにする。
- 口腔ケア用品などによる窒息の予防について説明する。スポンジブラシなどは先端のスポンジが外れて気管内へ転がり落ちる危険性があるため、口腔ケア用品の使用方法を確認しておく。
- 誤嚥の予防について指導する。

★誤嚥の予防法

1. 覚醒レベルの向上	・鼻からのにおい、目からの情報により、食欲を刺激する ・これから食事であることを声掛けし、胃液の分泌を促す
2. 口腔ケアの励行	・誤嚥性肺炎は、口の中の常在菌を含んだ食べ物や唾液が誤って気管に入ってしまうことによって起こる ・口の中を日々きれいにすることが必要である
3. 食事環境の調整	・リラックスした環境で食事できるようにする ・テレビを見ながら食事をする、食物が口の中に入ったまま会話をすることは、嚥下に集中できず、誤嚥しやすい
4. 姿勢調整	・担当の療法士の意見を参考にする

〈文献〉
1) 鎌倉やよい，向井美恵編：訪問看護における摂食・嚥下リハビリテーション－退院から在宅まで．医歯薬出版，東京，2007．
2) 馬場元毅，鎌倉やよい：深く深く知る脳からわかる摂食・嚥下障害．学研メディカル秀潤社，東京，2013．
3) 向井美恵，鎌倉やよい：摂食・嚥下障害ベストナーシング．学研メディカル秀潤社，東京，2014．
4) 日本家庭医療学会：プライマリ・ケア救急－即座の判断が必要なとき．プリメド社，大阪，2007．
5) 聖隷嚥下チーム：嚥下障害ポケットマニュアル 第3版．医歯薬出版，東京，2011．

―在宅看護のワンポイント―

窒息への対処

★窒息のサイン・症状

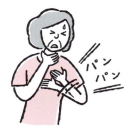

声が出せない
手で首をわしづかみにする
咳き込む
顔色が急に真っ青になる
やがて意識がなくなる　など

口を大きく開けてもらい、異物（食物など）が見えるかどうか確認する

★異物が見える場合

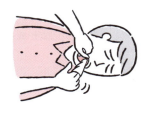

- 患者の顔を横に向けて、ガーゼやハンカチを指に巻き、口腔内の異物や分泌物をかき出す（指拭法）。
- 異物を除去するときは、指で口の奥に押し込まないように注意！

★異物が見えない場合

【立位】　　　　　　　　　　　　　　　　　　【臥位】

背部叩打法　　　　　ハイムリック法

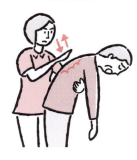 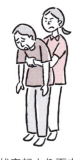 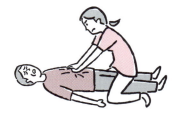

- 背中を4～5回連続して叩く。
- 剣状突起より下方の上腹部を握りこぶしで力強く突き上げて、吐き出させる。
- 患者が寝たままの状態で手のつけ根を剣状突起より下方の上腹部に置いて圧迫する。

3 便秘

緊急度 ★★☆

便秘の特徴	・臨床的には3日以上排便がない場合や、毎日排便があっても硬便であったり、残便感など不快症状がある場合は便秘となる。 ・排便リズムは個人差が大きいため、排便回数が少なくても腹部膨満感や残便感などの苦痛がなければ便秘とはいえないこともある。 ★**便秘に伴う症状** 腹痛、腹部膨満感、残便感、食欲低下、排便回数の減少、吐き気・嘔吐など

考えられる原因・疾患	★**便秘の原因・種類**		
	機能性便秘 特に原疾患はなく、腸管の運動異常によって起こる		
	弛緩性便秘 腸蠕動運動が低下する	・食事量の低下、運動不足、食物繊維の摂取不足、加齢、長期臥床などによる ・蠕動運動が低下して腸内容物が停滞し、必要以上に水分吸収が進むため、少量の硬い便が形成される	
	痙攣性便秘 大腸の過緊張	・精神的ストレス、過敏性大腸炎などによる ・腸管の緊張が強く、腸管内が狭まり、蠕動運動が阻害されて起こる ・便は硬く少量で、兎糞状となることもある	
	直腸性便秘 直腸の便が停滞する	・環境変化、プライバシーの欠如、疼痛などによる便意の抑制、下剤や浣腸の乱用などによる ・直腸内圧に対する感受性の低下により直腸反射が弱くなり、便秘が生じにくくなる ・腸内に便が停滞する時間が長くなり水分が吸収され、硬便となる	
	薬剤性便秘 薬剤の影響による	・抗コリン薬、抗パーキンソン薬、抗痙攣薬、向精神薬、抗ヒスタミン薬など →副交感神経を刺激するアセチルコリンの分泌を抑制する ・麻薬（モルヒネ、コデインリン酸塩など） →腸の蠕動運動を抑制する ・降圧薬（カルシウム拮抗薬） →消化管平滑筋を弛緩させる ・制酸薬、鉄剤、収れん薬など →粘膜への刺激が弱まり、腸の蠕動運動を抑える	

器質性便秘	
腸管の狭窄・閉塞	・イレウス、腸捻転、大腸がん、大腸ポリープ、腸管癒着など
内分泌疾患	・糖尿病、甲状腺機能低下症、脱水、高カルシウム血症など
中枢性疾患	・脳血管障害、パーキンソン病、多発性硬化症、うつ病など
その他	・膠原病、心不全、肺気腫など

1 患者・家族・介護者からの一報への対応

📞 患者・家族・介護者からの訴えの例

「おなかが痛い」「おなかが張る」「便が出ていない」「吐き気がある」「食欲がない」

①症状の確認・返答例	②考えられる原因	③訪問看護師到着までの指示
排便の状況はどうか 「最近便が出ていない」 「水のような便が少し出た」	・嵌入便の可能性 ・便秘による腹痛	・腹部・腰部の温罨法 ・腸の走行に沿った腹部マッサージ
腹痛はあるか 「腹痛がある」		

> **MEMO　嵌入便**
> 嵌入便は肛門の手前に硬い便がたまった状態で、高齢者に多くみられる排便障害である。刺激性の下剤を使うと水様性の便失禁が絶え間なく起こる。

❸ 便秘

苦痛はあるか

「胸がムカムカする」「冷や汗が出るほど痛い」	・イレウス	・イレウスの恐れがある場合、腸蠕動を促進させると苦痛が増すため、安楽な体位をとり、医療者の到着を待つ ・経口摂取は中止する ・嘔吐がある場合は、誤嚥・窒息に注意する

食事や水分はとれているか

「食欲がなく、あまりとれていない」	・脱水 （食事量が少ないと便量が減り、便秘となる）	・経口摂取できるようなら水分を摂取してもらう

発熱はあるか

「微熱がある」	・腹膜炎 ・イレウス ・脱水による発熱	・クーリング

腸の病気や手術をしたことがあるか

「腸の手術をしたことがある」	・腸管の狭窄による器質性便秘	・安楽な体位をとって医療者の到着を待つ

どのような薬を飲んでいるか

「麻薬を内服している」	・薬剤性による機能性便秘	・内服薬の内容が書かれたものを準備しておいてもらう

2 訪問時のアセスメントと看護ケア

● 痛みの程度、排便状況、その他の症状から緊急性があるか判断する

①患者状態	②考えられる原因・疾患	③対応・看護ケア
腸蠕動音が聴かれない、または金属音である 腹痛がある 発熱がある 吐き気・嘔吐がある 腸疾患の既往がある 冷汗がある 意識レベルが低下している	★★★ ・イレウスの可能性	・主治医へただちに報告する ・絞扼性イレウスの場合、血流が阻害され腸管が壊死してしまうため緊急手術が必要となる ・それ以外のイレウスでも苦痛が強い場合は胃管の挿入などで減圧を図る必要がある 機能的イレウスの場合は腸蠕動が亢進して金属音が聴かれる。麻痺性イレウスの場合は腸蠕動音が聴かれなくなる
麻薬を内服している	★☆☆ ・薬剤性便秘	・下剤の調整 ・内服薬の整理
直腸診にて便が触れる 腹部の触診で便が触れる	★★☆ ・直腸内の便が排泄できず苦痛がある ・腸内に硬便の貯留がある	・迅速に苦痛を取り除く ・腹部マッサージ ・メントール湿布（メンタ湿布） ・排便援助（摘便、浣腸など）
食事・水分がとれていない	★★☆ ・脱水	・脱水が激しい場合は早急に主治医へ報告 ・飲水介助 ・経口摂取が難しい場合は主治医へ相談し輸液を検討する
食事量の低下が数日間続いている	★☆☆ ・食物繊維の不足	・食事内容、方法の検討 ・栄養指導
痔核がある	★☆☆ ・排便時の痛みによる排便抑制がある	・痔核の治療 ・便をやわらかくするため、下剤の検討
夜間眠れない 最近環境が変化した	★☆☆ ・自律神経の失調	・リラクゼーションを図る ・日中の活動を促す ・睡眠薬の検討 ・ストレスの軽減 ・不眠の原因があれば解決する

排泄時のプライバシーが守られていない	★☆☆ ・心理的な影響による排便抑制	・環境の調整 ・排泄介助方法の指導 ・トイレ歩行のためのリハビリテーション

- 下痢が続いていると言われる場合でも、便塊のまわりから便汁のみ排泄されている場合(嵌入便)があるので注意する。便が出ているとしても便の性状・量など確認することは大切である。

3 主治医への報告

- イレウス・腸捻転など緊急対応が必要な場合はすみやかに主治医へ報告し、指示を仰ぐ必要がある。
- 意識レベル、嘔吐物の性状・便臭の有無、腹部膨満感の有無、腸蠕動音、苦痛出現からの経過を確認し報告する。
- 緊急性が低い場合は、排便援助をして便秘の原因をアセスメントし、その結果を主治医へ報告する。

> 例
> Aさんの件で報告です。○時○分に腹痛があると連絡があり訪問しました。腹満感があり、直腸診でたくさんの便塊が触れたので排便処置を行い、腹痛は消失しました。
> Aさんは何度も便秘をくり返していて、腸の手術の既往もあります。腸の癒着や狭窄があるかもしれませんので、訪問時に診ていただきたいと思いご連絡しました。よろしくお願いします。

4 患者・家族・介護者への説明、日常生活の注意点

- イレウスであれば苦痛が強く、早急な処置が必要であることを説明し、主治医への報告の同意を得る。
- 器質性便秘であれば疾患の治療が必要であることを説明し、主治医への報告の同意を得る。
- 機能性便秘であれば便秘の原因をアセスメントし、その結果を説明して生活指導に繋げる。
- 排便は日ごろの生活リズムが重要になる。規則正しい生活、定時の食事、適度な運動を意識してもらう。
- 規則正しい食事は規則正しい腸のはたらき、スムーズな排便につながる。
- 食事内容は重要であり、腸内環境を整えるために食物繊維、乳製品、発酵製品などをすすめる。
- 水分が不足すると便が硬くなりやすいため、水分摂取量を把握し必要時は水分摂取をすすめる。

- 朝食は胃・結腸反射を起こしやすいので、しっかりとるようにする。
- 便意を感じたらタイミングを逃さずにトイレに行くようにする。
- ストレスにより交感神経が優位となるため、なるべくリラックスできる環境で、夜間の睡眠を十分とれるように配慮する。
- 排泄時の環境も大切である。誰でも排泄は人の手を借りたくないという思いがあるので、なるべく排泄が自立してできる方法はないか検討する。介助する場合は掛け物をかけるなどプライバシーに配慮して行う。
- 便が出なくて苦しいときは、腹部マッサージや腹部・腰部の温罨法の方法を指導する。

★腹部マッサージ

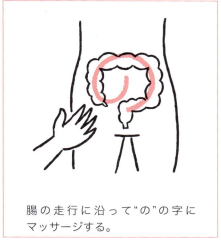

腸の走行に沿って"の"の字にマッサージする。

★腹部・腰部の温罨法のコツ

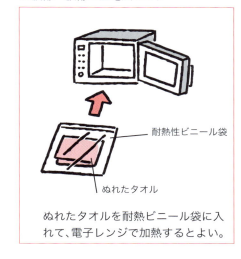

ぬれたタオルを耐熱ビニール袋に入れて、電子レンジで加熱するとよい。

〈文献〉
1) 山内豊明監修, 岡本茂雄編：訪問看護アセスメント・プロトコル. 中央法規出版, 東京, 2009.
2) 上原響志夫, 大林完二, 隅谷護人, 他：総合診療マニュアル. 金芳堂, 京都, 2010.
3) 日本家庭医療学会：プライマリ・ケア救急−即座の判断が必要なとき. プリメド社, 大阪, 2007.
4) 高野正博：よくわかる高齢者の排便障害. 弘文堂, 東京, 2007.

腹部膨満

緊急度
★★☆

腹部膨満の特徴	・腹部膨満とは腹腔内の内容物が停滞、貯留したり、内容物が増大したことにより腹部が張り、膨らんでいる状態。 ・自覚的な膨満感、緊満感を訴える場合もある。 ・腹部膨満があり、ショックを伴うような場合は、イレウスや潰瘍の穿孔が考えられ、緊急対応が必要となる。 ★腹部膨満に伴う症状 ・腹部の圧迫感、心窩部の不快感、曖気や食欲不振、吐き気・嘔吐、胸やけ、腹痛、排便異常など ・横隔膜を押し上げることで、呼吸困難、心臓圧迫による動悸や不整脈をきたすこともある
考えられる原因・疾患	・腹部への気体貯留(鼓腸)、液体貯留(腹水)によって起こることが多い。 ・腹部の腫瘍や肥満による脂肪貯留でも起こる。 ★腹部膨満の原因 | 気体貯留(鼓腸)	・腸内にガスが貯留:通常はガスの発生と排出はバランスがとれているが、何らかの原因でバランスがとれなくなると腸内ガス貯留が起こり、腹部膨満を引き起こす ・腹腔内にガスが貯留:胃腸管が穿孔を起こしたり、検査や手術で人工的にガスが入ったことで起こる
---	---
液体貯留(腹水)	・循環障害による腎臓血流量の低下、低タンパク血症による血漿膠質浸透圧の低下、門脈圧の上昇などにより起こる	

> **MEMO** 腸蠕動、消化吸収に影響する消化液分泌を調整するしくみ
> 　胃腸の蠕動運動や消化液分泌は自律神経とホルモンにより調節されている。通常は活動する状態のときには交感神経が、リラックスした状態では副交感神経がはたらく傾向がある。胃腸は副交感神経が消化液の分泌を高め、消化管のはたらきをよくする。
> 　食後にゆっくり過ごすようにするのは副交感神経をはたらかせるためである。しかし、昼夜逆転した生活をしていたり過剰なストレスがかかった状態では、この副交感神経と交感神経のバランスが崩れ、消化液分泌の増減や消化管の動きがうまく機能しなくなる。

1 患者・家族・介護者からの一報への対応

患者・家族・介護者からの訴えの例

「おなかが張る」「おなかが苦しい」「少ししか食べていないのに、おなかが張って食べられない」

①症状の確認・返答例	②考えられる原因	③訪問看護師到着までの指示
排便・排ガスはあるか、吐き気、食欲不振、消化器症状はあるか		
「このところ便やガスがでていない」 「吐き気やおなかの張りがとても強くなってきた」 「食欲もあまりない」	・便の停滞による腸管の膨張	・患者が不快でなければ、腹部の温罨法を行ってもらう
おなかまわりはどうか、パジャマやパンツのおなかまわりがきつくなっていないか		
「だっぽりとして、大きくなっている」 「そういえばパジャマやパンツがきつくなった」	・心疾患や肝疾患、腎疾患に伴う腹水の貯留	・セミファーラー位など安楽な体位をとってもらう
激しい腹痛や嘔吐があるか、冷や汗や意識がもうろうとする感じはあるか、脈は手首でふれるか		
「痛みが激しくてたまらない」 「意識がもうろうとしている」	・イレウス ・潰瘍穿孔	・救急搬送も視野に主治医に連絡 ・嘔吐がある場合は誤嚥の予防のため、横向きをとるようにして、口腔内の吐物を除去するよう説明する

2 訪問時のアセスメントと看護ケア

- イレウスや潰瘍穿孔による場合は緊急度が高いため、まずイレウスや潰瘍穿孔かどうか見きわめる。
- 腹部膨満だけで訴えることは少ないので、他の症状も合わせて聞き取る。

①患者状態	②考えられる原因・疾患	③対応・看護ケア
急激な腹部膨満の出現	★★★ ・腸管の閉塞や穿孔	・既往を必ず確認 　サブイレウス、潰瘍の繰り返し、開腹術歴があると起こりやすい ・救急搬送も視野に主治医に連絡 　急性腹症では緊急手術が必要
吐き気・嘔吐がある		
強い腹痛がある		
冷汗があり意識レベル低下		
血圧低下		
腹水がある	★★☆ ・腹水による腹部圧迫 【腹水貯留の原因】 ・心不全悪化による循環障害 ・肝機能低下による低タンパク血症や門脈圧亢進	・看護記録で基礎疾患の経過を確認 ・全身状態の確認 　血圧の低下や脈拍亢進のある場合は主治医に至急連絡 ・腹囲・体重測定・尿量・飲水量の確認 ・腹部・腰背部温罨法で腸蠕動の改善と、腸管の血流改善を促す ・セミファーラー位などクッション等を使い横隔膜の圧迫を軽減する ・心臓や腎臓の血流を保つため安静にしてもらう ・浮腫がある場合は褥瘡予防と、傷をつくりやすいため皮膚保護、爪切りで傷予防
（腹水とともに）呼吸困難、下肢の浮腫、心尖部の偏移		
（腹水とともに）腹壁静脈怒張、黄疸、脾臓触知		

排便や排ガスがない	★☆☆ ・腸蠕動低下による腸管内の便、ガス停滞	・便の貯留が認められれば摘便・ガス抜き
食欲不振や吐き気		・腸蠕動改善のため、腹部・腰背部温罨法、メントール湿布
触診で便貯留を認める	【腸蠕動低下の原因】 ・緩下剤や下剤の常用 ・運動量の減少 ・食事量の減少 ・過度のストレスによる自律神経の失調状態	・腹部マッサージ実施
聴診で腸蠕動低下		・生活の様子を聞き取り、自律神経失調が疑われればリラクゼーションを促すマッサージ、手浴・足浴、環境調整を行う
打診で便ガス貯留を認める		・運動や食事について、排便習慣につながる方法を提案

3 主治医への報告

例

　Aさんの件で報告です。
　○時○分にご家族からAさんがおなかの張りを訴え、呼吸困難もあると連絡がありました。訪問したところ、腹部膨満があり呼吸困難が強く、臥位ではいっそう強くなっていました。両足背に浮腫が出ています。尿は朝からほとんど出ていません。血圧140/50mmHg、脈拍82回/分、呼吸30回/分、SpO$_2$88%、体温36.8℃です。
　心不全の悪化とそれによる腹水貯留も考えられます。現在、45度にギャッジアップしたベッド上で安静にされています。往診が必要と考えます。

4 患者・家族・介護者への説明、日常生活での注意点

- 腹部膨満により歩行しにくく転倒しやすくなるので十分注意してもらう。
- 安楽な体位を工夫して苦痛の軽減を図る。
- 腹部の皮膚が伸展し傷つきやすく乾燥も招くので、保湿剤で保護してもらう。

腹部膨満

★ガス・便の停滞がある場合の説明・指導

・適度に運動して腸の血流を促すとともにストレス発散する
・水分は意識して多めにとる
・生活リズムを乱さず自律神経系のはたらきを整える
・朝起きたら水をコップ1杯飲む習慣をつけて、胃大腸反射を起こしやすくする
・食事はバランスよくとる
・便量を増やす豆腐や穀類など非水溶性繊維食品や、腸蠕動を促すオリーブオイルやゴマなど植物性油脂もとるようにする
（急激に繊維食品を多量にとると、かえって腹部膨満を起こすこともあるので他の食品とバランスよくとる）
・よく咀嚼してゆっくりと食べる
・炭酸飲料は控える

★腹水貯留がある場合の説明・指導

・下肢の浮腫を伴っていることが多く、全身の倦怠感も強く出てくるので、十分な休息をとる
・浮腫が起こった皮膚は傷つきやすいため、皮膚の清潔保持と保湿を心がける
・ベッド上生活が長くなるため褥瘡も起こりやすく、エアマットレスの導入や定期的な体位変換を行う
・尿量と飲水量を記録してもらう

〈文献〉
1）高木永子監修：看護過程に沿った対症看護 病態生理と看護のポイント 第4版．学研メディカル秀潤社，東京，2012．
2）薄井坦子，瀬江千史：看護の生理学－人間を見る看護の視点 第1巻．現代社，東京，1993．
3）上原譽志夫，大林完二，隅谷護人，他：総合診療マニュアル．金芳堂，京都，2010．

VI

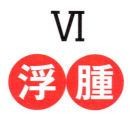

浮腫　**在宅ではココが重要！**

❶　顔面・全身の浮腫

❷　下肢の浮腫

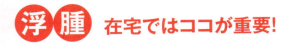 在宅ではココが重要!

👉「全身性浮腫」と「局所性浮腫」を見きわめる

★浮腫（むくみ）を生じる原因・疾患

全身性浮腫（左右対称に出現）	心性浮腫	うっ血性心不全
	肝性浮腫（腹水）	肝硬変、門脈圧亢進症
	腎性浮腫	糸球体腎炎、ネフローゼ症候群、腎不全
	内分泌性浮腫	甲状腺機能低下症、クッシング症候群、月経前緊張症
	栄養障害性浮腫	飢餓、脚気、吸収不良症候群、タンパク漏出性胃腸炎、がん悪液質
	医原性浮腫（薬剤）	非ステロイド性抗炎症薬、ホルモン薬、降圧薬、Na含有薬など
局所性浮腫（一般的に片側性）	静脈性（血管性）浮腫	静脈瘤、上・下大静脈症候群、血栓性静脈炎
	リンパ管性浮腫	悪性腫瘍転移、本態性リンパ浮腫、リンパ管閉塞
	炎症性浮腫	リウマチ、痛風、蜂窩織炎、刺咬症
	外傷性浮腫	打撲、捻挫、骨折

👉心臓より高い位置に浮腫が出る場合は、循環障害がかなり進んでいる

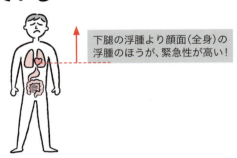

下腿の浮腫より顔面（全身）の浮腫のほうが、緊急性が高い!

👉下腿の浮腫は、深部静脈血栓症を疑う

■ 特に片側性で急激に疼痛を伴うような場合は深部静脈血栓症を疑い、主治医に報告する。抗血小板薬、非ビタミンカリウム阻害経口抗凝固薬やワルファリンの投与が優先される。
■ 深部静脈血栓症の場合、マッサージや運動は肺や脳塞栓症のリスクがあるため禁忌である。

視診・触診によるアセスメントが重要！

★浮腫の確認

		浮腫なし	浮腫あり
視診		・表在静脈は怒張し、容易に観察できる	・腫れている ・皮下の部分が厚くなり、静脈が見えにくい。皮下脂肪の少ない部位で判別しやすい
	外から観察できない浮腫もある（内分泌疾患によるクッシング［Cushing］症候群など）		
触診		・皮膚をつまむことができる	・皮下に液体が貯留するためつまみ上げにくい。下肢では足背、上肢では手背部がわかりやすい ・皮膚を指で5秒以上圧迫した後に圧迫痕が残る（pitting edema） ・前脛骨部で判別しやすい
	一般に圧痕は体重が5％以上（2〜3kg）増加しないと認められない		

浮腫の部位・状態に応じて体位を調整する

■患者の希望も取り入れ、安楽な体位をとる。
■顔面に浮腫がある場合：腹部を圧迫しない程度にファーラー位をとる。
■上・下肢など末梢部位に浮腫がある場合：その部位を10cmほど挙上する。
■腹水・胸水・肺水腫などがある場合：呼吸がしやすいよう座位あるいは半座位とする

スキンケアを行い、皮膚を守る

■浮腫の皮膚は傷つきやすい。感染や炎症を起こさないよう予防する。

★浮腫のある患者の注意点

冷感が出やすい	室温や掛け物を調整する 足浴・手浴を勧める
皮膚が薄くなり傷つきやすい	保湿剤を使い乾燥を防ぐ 爪切りをして傷を予防する
口腔粘膜や陰部も浮腫で容易に傷つき、汚染されやすい	保湿剤を使い乾燥を防ぐとともに爪切りをして傷予防する
褥瘡が起こりやすい	エアマットレスを導入したり体位変換を定期的に行い、褥瘡好発部位の除圧、保護をする

水分・塩分の摂取を制限する

■制限や量のめやすは主治医に確認する。

顔面・全身の浮腫

緊急度 ★★★

顔面・全身の浮腫の特徴	・顔面の浮腫は全身性浮腫の1症状と局所性浮腫の場合がある。 ・目のまわりや眼瞼、口唇は結合組織が粗く浮腫があらわれやすい。 ・顔は心臓より高い位置にあるため、顔面に浮腫が出る場合は循環障害がかなり進んでいると考えられる。
考えられる原因・疾患	★顔面・全身の浮腫の原因

	原因	随伴症状
顔面に限局した浮腫	・炎症や外傷、アレルギー反応、熱傷による毛細血管の透過性増加	・発赤、局所の熱感、痛み、皮膚の弾力性の低下、浮腫感覚
全身浮腫を伴う浮腫	・心性、腎性、肝性、内分泌性、栄養障害性、薬物性、特発性など	・皮膚：弾力性の低下、皮膚温低下、冷感、乾燥、浮腫感覚など ・全身状態：体重増加、倦怠感、脱力感など ・尿の変化：尿量減少 呼吸・循環器症状：息切れ、呼吸苦、呼吸数増加、喘鳴、血圧上昇など ・消化器症状：腹水貯留による腹部膨満感 ・運動機能：四肢の屈曲や手指把持困難など

> 顔は心臓より高い位置にあるため、顔面に浮腫が出る場合は循環障害がかなり進んでいると考えられる
> そのため腹水や胸水、肺うっ血などが起こっている可能性がある

> 全身の浮腫では消化管にも浮腫を伴う可能性がある

1 患者・家族・介護者からの一報への対応

📞 患者・家族・介護者からの訴えの例

「顔が腫れぼったい」「目の上が腫れている」「唇が腫れている」「急に体重が増えた」など

①症状の確認・返答例	②考えられる原因	③訪問看護師到着までの指示
顔のどこがむくんでいるか		
「唇がはれて、顔全体がむくんでいる」 「顔の片側、頬のあたり」	**局在性浮腫** ・眼や鼻口腔内の炎症や外傷、熱傷などによる毛細血管の透過性増加	・患者・家族から情報収集 ・熱感を伴う場合はクーリングを促す
いつからむくみがあるか		
「突然」	**局在性浮腫** ・アナフィラキシーショック 緊急対応が必要	・急激な咽頭浮腫が起こることがあるため、救急対応を行う ・アドレナリン皮下注（主治医から処方されている場合）
顔以外（足など）に浮腫はあるか 「両足が腫れている」 「両手背が腫れいてる」 **浮腫以外の症状はあるか** 「動くと息切れがする」 「尿がほとんど出ていない」 「唇の色が黒っぽい」 「息苦しい」	**全身性浮腫** ・心・肝・腎機能障害	・呼吸苦もあるため、起座位などの体位をとってもらう（→p.112参照） 横隔膜が広がりやすい ・体をしめつけないよう、寝具や下着はゆるめ、靴下は脱ぐかゆるめる ・息を吐くことを意識して、ゆっくり呼吸をしてもらう 息苦しいと不安が強くなり、呼気が短くなる
「片足のみ腫れている」	**局在性浮腫** ・深部静脈血栓症 ・静脈瘤 ・腫瘍のリンパ節転移 ・リンパ管炎	・p.108「下肢の浮腫」参照

MEMO　アナフィラキシーショック

　浮腫を招くような基礎疾患がないのに、急激に浮腫が出現する場合は、アナフィラキシーショックを疑う。アナフィラキシーショックによる浮腫は、はじめは口唇、舌、眼瞼、顔、首に現れ、気道狭窄も招く。訪問看護ではあまり遭遇しないが、対応が遅れると致命的となる。

❷ 訪問時のアセスメントと看護ケア

- 看護記録から基礎疾患(心臓・肝臓・腎臓の疾患)を確認する。
- 浮腫にはいろいろな訴え方があるので、注意深く症状を確認する必要がある。
- 訪問看護では、浮腫の悪化だけでなく、呼吸困難や強い倦怠感なども合わせて訴えられることが多い。

①患者状態	②考えられる原因・疾患	③対応・看護ケア
(全身の浮腫とともに以下の症状を伴う)		
呼吸困難（夜間急な発現が多い） 強い全身倦怠感 頸静脈怒張	★★★ ・心性浮腫	・全身状態の確認 　呼吸困難が強く、脈拍亢進や血圧低下、末梢冷感が強い場合は、至急主治医に連絡 ・水分摂取量と尿量の確認
黄疸 腹部膨満感 強い全身倦怠感	★★☆ ・肝性浮腫	・浮腫の部位・程度→臥位では背中の浮腫も見逃さない ・呼吸困難・咳嗽→胸水・肺うっ血を疑う
顔面・眼瞼・下肢に強い浮腫 食欲低下を伴う	★★☆ ・腎性浮腫	・呼吸困難がある場合はファーラー位など呼吸しやすい体位をとる(➡p.112参照) ・腹部膨満→腹水疑う ・心臓や腎臓の血流を保つため安静を促す ・排便状況の観察（下痢や便秘の有無） ・末梢の冷感が出やすいため、足浴・手浴を行う ・強い腹部膨満感や便秘→メントール湿布や温罨法 ・下痢→温罨法、陰部・臀部の清潔を保つ
発赤熱感を伴う顔面の局所的な浮腫	★★☆ ・炎症性・外傷性浮腫	・虫刺されや打撲、火傷などがないか ・熱感の部位をクーリング

鎮痛薬を内服中で、全身の浮腫を伴う	★★★ ・薬物性浮腫 鎮痛薬や風邪薬に含まれるNSAIDsは腎血流量を低下させるため、全身の浮腫の原因になることがある	・心臓、肝臓、腎臓の基礎疾患がないか ・浮腫の部位・程度 ・薬の内服開始日や内服の回数量、薬によるアレルギーや浮腫の有無 ・観察と情報収集から浮腫を起こす原因が薬剤性浮腫と考えられる場合は、いったん内服を見合わせ、主治医に報告

3 主治医への報告

- 「どの部位か」「全身性か局所性か」「浮腫以外の随伴症状の有無」

> 例
> Aさんについて報告します。
> ○時○分ご家族から、顔にもむくみが出てきて息が苦しいと言っていると連絡がありました。訪問したところ、起座呼吸で口唇チアノーゼがあり、頸静脈の怒張もありました。全身の浮腫が強くなっています。体温36.8℃、血圧160/90mmHg、脈拍110回/分、呼吸32回/分、SpO$_2$ 90%でした。
> 心不全の悪化が考えられます。往診が必要と思われます。

4 患者・家族・介護者への説明、日常生活の注意点

- 心臓や腎臓など浮腫にかかわる臓器への血流を保ち、浮腫の悪化を防ぐため、安静を勧める。
- 体を圧迫する衣類や掛け物は避けてもらう。
- 水分出納を確認すべく、飲水量と尿量の記録をつけてもらう。

〈文献〉
1）高木永子監修：看護過程に沿った対症看護 病態生理と看護のポイント 第4版，学研メディカル秀潤社，東京，2010．
2）岡田隆夫編：カラーイラストで学ぶ 集中講義生理学．メジカルビュー社，東京，2008．
3）上原譽志夫，大林完二，隅谷護人，他：総合診療マニュアル．金芳堂，京都，2010．

下肢の浮腫　　　　　緊急度 ★☆☆

下肢浮腫の特徴	・下肢は重力により静脈圧が高い状態にあり、むくみやすい。 ・全身性浮腫の一症状として出る場合と、局所性浮腫の場合がある。 ・局所性浮腫では片側性に症状が出ることが多い。 ・皮膚は弾力性を失い、乾燥し、傷つきやすくなる。 ・体重増加に加え、全身倦怠感・関節の屈曲困難などから歩行障害となり、転倒のリスクが高くなる。	
考えられる原因・疾患	**全身性浮腫の症状の1つとして出る場合** ・心不全、肝硬変、腎不全、ネフローゼ症候群 ・栄養障害 ・薬剤性浮腫	**局所性浮腫の場合** ・静脈性 ・外傷性 ・リンパ管性 ・炎症性

1 患者・家族・介護者からの一報への対応

 患者・家族・介護者からの訴えの例

「足がむくんでいる」「足が張っている」「足がだるい」「足が重い」「歩けない」

①症状の確認・返答例	②考えられる原因	③訪問看護師到着までの指示
むくみは両足か			
「はい」	**全身性浮腫** ・心不全 ・ネフローゼ症候群 ・肝硬変	・安楽な体位で安静を図る（心負荷を軽減し肝・腎臓への血流を増加させる）
「いいえ」	**局在性浮腫** ・深部静脈血栓症 ・静脈瘤　※一般に動脈の閉塞は浮腫にならない ・腫瘍のリンパ節転移 ・リンパ管炎	・靴下やズボンで下肢をしめつけないよう、ゆるめる ・下肢を下げる時間を減らし、臥位のときは下肢を軽く挙上する ・転倒に注意する ・足元の段差に注意する。靴下やスリッパは滑りやすいため使用を控える　※全身倦怠感や脱力感などで動作が緩慢となっているため、転倒に注意するよう伝える

いつからむくんでいるか

「2、3日前から」	局在性浮腫 ・静脈炎 ・炎症性（蜂窩織炎・リンパ管炎） ・外傷性（骨折・捻挫）	・下肢の安静と挙上 ・熱感のある部位を保冷剤などで冷やす
「1週間くらい前から」	全身性浮腫 ・心・肝・腎機能障害	・安楽な体位で安静を図る 　※心負荷を軽減し肝・腎臓への血流を増加させる ・起座位など安楽な体位をとり、安静にしてもらう 　※胸水や腹水貯留の可能性がある

下肢のむくみ以外の症状があるか

「動くと息苦しい」 「おなかが張る」 「胸痛がある」 「咳が出る」	全身性浮腫 ・心・肝・腎機能障害 ・基礎疾患の重症化の疑い	・起座位など安楽な体位をとり、安静にする（胸水や腹水貯留の可能性がある） ・主治医に報告
「息苦しい」	局在性浮腫 ・深部静脈血栓症による肺塞栓症	・突然死の恐れもあり、主治医へ報告 ・安静保持
「痛みがある」	局在性浮腫 ・骨折や捻挫 ・蜂窩織炎 ・深部静脈血栓症	・下肢の安静と挙上 ・熱感のある部位を保冷剤などで冷やす
「発赤・熱感がある」	局在性浮腫 ・骨折や捻挫 ・リンパ管炎 ・蜂窩織炎	・熱感のある部位を保冷剤などで冷やす ・無理に動かさず安静にする ・体温を測定し、発熱の有無を確認する
「発熱がある」	局在性浮腫 ・リンパ管炎 ・蜂窩織炎	・クーリング ・局所の熱感を伴う場合は、患部も冷やす

❷ 下肢の浮腫

下肢の浮腫の程度は時間で変化するか

「夕方にむくみが強い」	局在性浮腫 ・静脈瘤 ・静脈血栓症 ・突発性浮腫	・下肢の挙上 ・転倒に注意

2 訪問時のアセスメントと看護ケア

● 呼吸困難感が強く、脈拍亢進や末梢冷感が強いときは緊急対応が必要

①患者状態	②考えられる原因・疾患	③対応・看護ケア
呼吸困難感を伴う	★★★ 全身性浮腫 ・心・肝・腎疾患の悪化 局在性浮腫 ・深部静脈血栓症による肺塞栓症 　（緊満感のある腫脹や疼痛を伴うことがある）	・呼吸困難感がある場合はファーラー位など、呼吸しやすい体位をとる
発熱がある	★★★ 局在性浮腫 ・リンパ管炎 ・蜂窩織炎	・クーリング ・局所のクーリングも行う
熱感や発赤を伴う	★★☆ 局在性浮腫 ・骨折や捻挫 ・リンパ管炎（リンパ節の腫脹も伴うことがある） ・蜂窩織炎	・リンパ管炎・蜂窩織炎の場合、発熱がないか確認 ・安静保持 ・腫脹部のクーリング
リンパ液が滲みだしている	★★☆ 局在性浮腫 ・リンパ浮腫（皮膚が損傷されリンパ漏としてリンパ液が漏出している）	・リンパ漏となっている部分の清潔の保持 ・足浴やリンパマッサージにてリラクゼーションを図る（マッサージは心不全や炎症を伴う時は禁忌。医師に確認のうえ行う） ・ワセリンや抗生物質軟膏を塗布し、皮膚を保護する ・漏出点を十分に圧迫

3 主治医への報告

- 「どの部位か」「全身性か局所性か」「浮腫以外の随伴症状の有無」

> **例**
> 　Aさんの件で報告です。○時にご家族から報告があり下肢のむくみと痛みを訴えていると連絡がありました。
> 　訪問し状態を確認したところ、38℃の発熱があり左下腿に熱感・発赤を伴う浮腫を確認しました。下肢に白癬もあり蜂窩織炎を起こしていると思われ、患部のクーリングを行いました。先生の往診が必要な状態と考えました。よろしくお願いします。

4 患者・家族・介護者への説明、日常生活の注意点

- 全身性浮腫の1症状として下肢浮腫が出ている場合は、安静にする。
  → 体の負荷が減り心臓や腎臓などへの血流を保つことができ、浮腫の悪化を防げる。
- 基礎疾患の治療が必要となる旨を説明し、主治医への連絡の同意を得る。
- 長時間の座位を避け、下肢を挙上して休むことで症状悪化を予防できる。
- 転倒のリスクがあることを伝え、環境調整を行う。
  → 下肢は重く、関節が動かしにくく歩行時にバランスを崩しやすい。
- 浮腫の皮膚が傷つきやすくなるので、爪切りを行い、擦過傷を防ぐ。
- 足をしめつけない圧の靴下を履き、皮膚を保護する。
  → 浮腫のある皮膚は薄く進展し傷つきやすい。血行が障害されているため治りにくく、擦過傷や外傷などの予防が必要となる。

〈文献〉
1) 高橋由紀, 山内豊明：浮腫. 永井良三監修, 看護に役立つ疾患・症候事典-病態がわかるケアがわかる, メヂカルフレンド社, 東京, 2008.
2) 上原譽志夫, 大林完二, 隅谷護人, 他編：総合診療マニュアル. 金芳堂, 京都, 2010.
3) 松尾汎：浮腫の診療 概論. 松尾汎編, むくみの診かた・症例で読み解く浮腫診療, 文光堂, 東京, 2010. ：1-10.
4) 髙木永子監修：看護過程に沿った対症看護 病態生理と看護のポイント 第4版, 学研メディカル秀潤社, 東京, 2010：538-556.
5) 田中越朗：イラストでまなぶ生理学 第2版. 医学書院, 東京, 2009.

在宅看護のワンポイント
安楽な体位の工夫

- 体幹・上肢・下肢・関節をサポートするクッションを活用して、ずれや圧迫を最小限におさえる。
- クッションはやわらかすぎず、固定もできる硬さのものを選ぶ。
- 呼吸のしやすさ、褥瘡予防という視点も必要である。

「安楽」を保つには、体位だけでなく室温や湿度、光など、環境の調整も重要！

★仰臥位

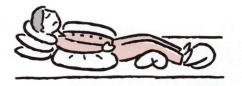

背が曲がっているような高齢者ややせている患者は、片側にもう1つ枕を入れると首や胸部の緊張がやわらぐ。

★側臥位

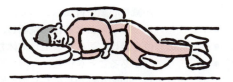

（右側臥位の場合は）左足と右足が重ならないよう、右足は前に出し、股関節と膝は屈曲させる。

★ファーラー位

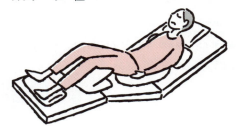

体がずり落ちないように足と股関節を良肢位にする。ベッドアップしたら必ず背抜きを行い、シーツのしわにも注意する。

★起座位・前屈位

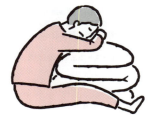

肺循環にうっ血がある状態では、起座位や前屈位をとることで、うっ血した血液が重力の影響で下方に移動することにより呼吸が楽になる。

VII 睡眠障害

睡眠障害　在宅ではココが重要！

① 入眠困難

② 昼夜逆転

③ 睡眠中に目が覚める

睡眠障害 在宅ではココが重要!

🖐 日中の活動性にも影響する

- ■ 睡眠障害は夜間に快適な睡眠がとれないだけでなく、日中の日常生活の活動性も低下させる。
- ■ 眠れないかわりに不規則な昼寝をすることで昼夜逆転し、不眠の悪循環を引き起こす。

🖐 情報収集し、原因・誘因を識別する

- 「不眠」か「過眠」の主訴なのか
- 「睡眠自体の問題」か「他の病態の影響」か
- 「概日リズムの変化の影響」か「薬剤の影響」か
- 「身体・精神機能低下」「心理的・社会的な環境要因」がないか

- ■ 高齢者は、環境変化、基礎疾患の増悪により、睡眠障害が生じやすい。
- ■ 医療者が24時間介入することが困難であるため、原因・誘因となる問題は患者・家族・介護者、他職種と役割分担し協力し合いながら解決策に導いていく。

★国際睡眠障害分類第2版：ICSD-2における睡眠障害の8つの分類

不眠症	睡眠の機会が十分にあり、持続的な睡眠障害（睡眠開始と持続、一定した睡眠時間帯、睡眠の質）があり、日中の生活上の支障がある
睡眠関連呼吸障害群	睡眠中の呼吸障害がある ・中枢性睡眠時無呼吸症候群 ・閉塞性睡眠時無呼吸症候群 ・低換気/低酸素血症など
中枢性過眠症群	日中の眠気があり、夜間睡眠の妨害や概日リズムの乱れが原因でない ・ナルコレプシー ・過眠症など
概日リズム睡眠障害群	概日リズム（サーカディアンリズム）の時間調節が変化したり、24時間の社会的・物理的環境と個人の概日リズムの睡眠傾向との間にずれが生じる
睡眠時随伴症群	眠りに入る間、睡眠中、睡眠から覚醒中に生じる不快な身体的事象や経験がある ・錯乱性覚醒 ・睡眠時夜行症 ・レム睡眠行動障害など

睡眠関連運動障害群	睡眠を妨げる比較的単純で通常は常同的な運動、睡眠関連こむらがえりのような単相性の睡眠関連運動障害がある ・むずむず脚症候群（レストレスレッグス症候群） ・周期性四肢運動障害など
孤発性の諸症状、正常範囲と思われる異型症状、未解決の諸問題	正常な睡眠と異常な睡眠の境界線上や、連続体上に存在する睡眠関連症状 ・いびき ・寝言 ・睡眠時ひきつけ（睡眠時びくつき）など
その他の睡眠障害	睡眠障害が他の多くのカテゴリーに重複している ・環境性睡眠障害など

★在宅患者の睡眠障害で考えられる原因

環境的要因	就寝場所の温度・湿度、照度、騒音、生活習慣、家族との生活リズムのずれ
精神的要因	人間関係、性格、不安傾向、焦燥感、抑うつ症状
身体的要因	疼痛、瘙痒感、発汗、咳嗽、呼吸困難、不整脈、腹部症状、頻尿
薬物的要因	中枢神経系薬剤、向精神薬・抗不安薬、抗ヒスタミン薬、ステロイド薬、睡眠薬、アルコール、タバコなど
睡眠時に生じる疾患	閉塞性睡眠時無呼吸症候群、むずむず脚症候群、ねぼけ
精神疾患	神経症、統合失調症、躁うつ病、せん妄など
その他の疾患	慢性閉塞性肺疾患（COPD）、リウマチ性疾患、高血圧、夜間狭心症、気管支喘息、胃・十二指腸潰瘍、更年症など

定期的に睡眠薬の管理状況を確認する

■眠れないという訴えに対して、処方された睡眠薬の量を増量しても睡眠状態が改善されないことがある。1つ1つの状態を整理し原因となるものを除去していく。
■在宅では、処方された薬剤は本人・家族が管理している現状があり、内服確認・調整を定期的に行う。

緊急性は低いが、家族・介護者には大きな問題

■患者の睡眠障害により夜間の対応が増えることで、介護者や家族自身の睡眠にも大きな影響をもたらす。
■患者の睡眠障害が、家族や介護者の健康問題を悪化させ、生命の質（身体的側面）、生活の質（社会的側面）、人生の質（心理的側面）を含めたQOLの低下を引き起こしてしまう。家族に対してもサポートしていくことが大切である。

〈文献〉
1）米国睡眠医学会著, 日本睡眠学会診断分類委員会訳：睡眠障害国際分類 第2版－診断とコードの手引. 日本睡眠学会, 東京, 2010.

入眠困難

緊急度

入眠困難の特徴	・入床から睡眠開始までに1時間以上を要する。 ・眠れないことに執着してしまうと就寝時に精神的緊張が高まることで、さらに入眠困難をもたらしやすい。 ★入眠困難にともなう症状と変化 ・寝つけないことによる全身の疲労感や倦怠感が生じやすい ・身体症状（眩暈、あくび、頭重感、頭痛、食欲不振など）がみられる ・心身の疲労、抵抗力の低下による疾患の症状悪化・回復遅延をもたらす
考えられる原因・疾患	・環境、身体・精神的要因や不眠を妨げる基礎疾患など、関係していることが多い。 ・騒音、ストレス要因、不安・緊張・心不全、不眠恐怖症、睡眠薬に対する恐怖、むずむず脚症候群（レストレスレッグス症候群）など ★睡眠経過からみた不眠の5つのタイプ

種類	睡眠経過	予測される原因・疾患
入眠困難	・寝つきが悪く、睡眠に入れない ・入床から睡眠開始までに1時間以上を要する	不眠を妨げる基礎疾患、環境・ストレス要因、不眠恐怖症要因、むずむず脚症候群など
中途覚醒	・寝つきはよいが、夜中に一度目が覚めるとなかなか眠れない ・夜中に何度も目が覚める	周期性四肢運動障害、睡眠時無呼吸症候群、異常行動が伴う場合はレム睡眠行動障害、せん妄
熟眠障害	・熟眠できず、夢ばかりみて深く眠った気がしない ・睡眠時間の割には熟眠感が保てない	精神生理学的要因、薬物、睡眠時無呼吸などが原因となる場合もある
早期覚醒	・早期に目が覚めて眠れない ・朝早く目覚めて再び眠りにつくことができない	うつ病、認知症は種々の睡眠障害が生じる
睡眠時間の短縮	・一夜の睡眠時間が、過去あるいは普段と比べて短くなり、不眠と訴える	いわゆる高齢者の睡眠であり中途覚醒、早期覚醒の頻度が高い

高木永子監修：看護過程に沿った対症看護 病態生理と看護のポイント 第4版．学研メディカル秀潤社, 東京, 2010：723.より一部改変して転載

> **MEMO　むずむず脚症候群（レストレスレッグス症候群）**
>
> 　寝ているときやじっと座っているときに両下肢、特に腓腹筋がむずむずしたり、びくびくしたり、虫が這うなどの不快感や違和感、痛みやかゆみなどの症状を訴えることがある。夕方から夜間にかけて症状が強くなり、じっとしていられなくなり、入眠困難や中途覚醒を引き起こす。
> 　鉄欠乏とドパミン系異常、遺伝的性質が主な原因とされている。続発性は慢性腎不全、鉄欠乏性貧血、糖尿病、パーキンソン病、関節リウマチなどの疾患や、透析、胃切除後症候群、妊娠中、薬剤性、カフェインの摂取が、誘因となることがある。
> 　症状は、下肢をこすり合わせたり冷やしたり、歩いたり、四肢を動かすことで一時的に軽減する。

1　患者・家族・介護者からの一報への対応

 患者・家族・介護者からの訴えの例

「まったく寝つけない」「睡眠薬を飲んでも効かない」

①症状の確認・返答例	②考えられる原因	③訪問看護師到着までの指示
何時に横になったか		
「○時ごろ」	・いつもと違う環境になっている	・眠りやすいときの室温・湿度、照度に調整
どれくらい寝つけていないか		
「2時間ぐらい」	・普段の就寝姿勢・体位との違いが生じている	・寝具類の調整 ・寝やすい姿勢・体位に調整
寝つけない以外の症状はあるか		
「おしっこに何回も行ってしまう」	・睡眠だけの問題、水分摂取過多、基礎疾患の影響、感染症の有無、加齢による膀胱容量減少や腎臓・膀胱機能の低下が影響している	・残尿感や排尿時痛を伴う場合は尿路感染症を疑う ・排尿筋過活動による尿意切迫感、排尿筋低活動の膀胱収縮障害による残尿を伴う場合など、頻尿の原因が発見されたときは、専門医につなぐ
「症状はないが、いろいろなことが気になってしまう」	・気になること不安なことが増大し、一時的なストレスが加わっている ・カフェインの過剰摂取や過度な運動による興奮状態にある	・解決できる問題であれば除去する ・就寝前はカフェインの摂取や過度な運動は避けるよう説明する

❶ 入眠困難

いつから寝つけない日が続いているか

「昨夜は眠れたが、2日前も同じように寝つけなかった」	・寝つけない状態がパターン化している	・トイレをがまんしたり、空腹状態のまま寝ようとしたり、苦痛を感じることがあれば解決できることを優先する

睡眠薬は使用しているか

「使用したが、効かない」	・薬の種類・量が合っていない	・指示・処方されている睡眠薬の種類と今までの使用後の効果を確認する ・今までの使用効果から、追加の処方薬を使用すべきかどうかを話し合う
「使用していない」	・睡眠薬を服用すべきか、悩んでいる 睡眠薬を使用した場合、起床困難、ふらつきが生じる可能性がある	・睡眠薬を使用すべき状況かどうかの確認をする ・起床まで7時間以上ある場合は、睡眠薬の使用も視野に入れて説明する ・転倒の危険性に対する予防策を提案する

2 訪問時のアセスメントと看護ケア

- 本人の訴えと家族が観察した状態を詳しく聴く
- 生活習慣や環境に変化や問題はないか
- 基礎疾患の病状変化や新たな症状の出現はないか
- 睡眠薬などの内服薬の変更、使用方法に変化はないか

①患者状態	②考えられる原因・疾患	③対応・看護ケア
まったく寝つけない	★☆☆ ・いつもと違う環境になっている ・就寝場所の環境(室温・湿度、照度騒音など)に問題がある	・快適な室温・湿度、照度に設定し、騒音などあれば最大限除去する
寝心地が悪い	★☆☆ ・寝具が合っていない	・敷布団、マットレスの弾力性の適性と、軽めのかけ布団で保温調整をする ・枕が合っているか確認する

寝ていると腰が痛くなってしまう	★☆☆ ・同一体位に、同一部位への圧迫により症状が出現しやすい	・体位変換とともに除圧を定期的に図る ・症状のある箇所の周囲のマッサージを行う
何日も寝つけない日が続いている	★☆☆ ・生活リズムが不規則になっている	・普段の生活リズムの規則性、入眠時刻と入眠するまで要する時間、就寝前の儀式や飲食状況に問題がないかを確認する
	★☆☆ ・使用している睡眠薬が合っていない	・睡眠薬の種類・量・使用時間を確認し、処方内で調整しても効果が得られない場合は主治医に相談する
夜になると悪いことばかり考えてしまう	★☆☆ ・性格・不安傾向・抑うつ症状、ストレスが増大している	・何か不安なこと・気になることがあれば、まず話を聴く
寝たいのに眠れない	★☆☆ ・概日リズムが合わず、睡眠のタイミングがとれない状況にある	・生活のリズムが不規則になっていないか確認し、可能な範囲で修正を促す
寝苦しさを感じる	★☆☆ ・他の原因となる症状や環境の変化が影響している	・自覚症状がある場合、原因を最大限除去する
	★☆☆ ・睡眠を妨げる原因となる薬剤を使用している	・薬物の使用状況を確認し、睡眠を妨げる可能性がある場合、主治医に相談する
睡眠薬を飲んでも効かない	★☆☆ ・睡眠薬の使用方法に何か問題がある	・使用している睡眠薬の種類や量、使用するタイミングを確認し、効果的な方法を説明する

3 主治医への報告

- 他の症状、疾患により睡眠障害が生じている可能性もあるため、病状変化時は睡眠との関係性を含めて報告する。
- 睡眠薬以外の治療が必要かどうかの判断が行えるように、必要な情報を的確に伝える。
- 生活の様子を含め、睡眠を妨げている原因・誘因と続発する問題がわかるように報告する。

❶ 入眠困難

- 睡眠は患者の主訴と何に困っているのかを理解することが重要であり、現状と予測されることを主治医へ伝える。
- 家族や介護者、サービスを受けている他職種から、日々の状態を情報収集し客観的情報を確認しておく。
- 頓用で処方された睡眠薬を連日使用している場合は、薬物耐性が生じ睡眠障害が出現する場合もあるため、使用状況を報告する必要がある。
- 睡眠薬の内容により、半減期が長いもの、処方用量が多い場合があるため、主治医に相談し、少ない量からの使用指示をもらい、安心して服用できるようサポートする。

> 例
> 　本日午後往診予定のAさんの件でご報告です。
> 　昨日訪問時に、睡眠薬を○時に使用して2～3時間たっても眠れなかったとの訴えがありました。日中は午前と午後の1日2回ヘルパーが訪問しており、連絡情報と共有連絡ノートの内容から日中午睡している様子はありません。
> 　入眠しやすい環境へ調整を図ってみましたが、2～3日おきに眠れない日が約10日続いており、臥床で過ごす時間が増えてきています。週2回のデイサービスは体のしんどさがあり、先週より利用できていない状況にあります。バイタルサインは変わりありませんが、悲観的な言動が聞かれています。Aさんは、視覚障害がさらに進んでおり、内服薬の自己管理が困難な状況から看護師が訪問時に1週間分セッティングし、ヘルパーが声かけをし、服薬確認しています。
> 　一人暮らしであり、市内在住のご家族は体調不良により貴院へお伺いできない状況にあります。内服処方などございましたら、担当ケアマネジャー○○様、連絡先○○○-○○○○までご連絡いただきますよう、よろしくお願いします。

4 患者・家族・介護者への説明、日常生活での注意点

- 寝やすい環境を確保する。

> 例
> ・布団類は日光に干したり乾燥機を用いて乾燥させると良眠を得やすい
> ・気温が低い日は、電気毛布などで布団の中を先に保温しておくと入眠しやすい
> ・布団に入る1時間前から部屋の室温と湿度を確認し、寒過ぎない・暑過ぎない状態に空調調節しておく
> ・害虫や悪臭など睡眠を妨げるものがないか確認し、普段より害虫駆除やこまめな換気を行う

- 枕や布団は患者の好みを聴きながら調整する。
- 寝衣はしめつけ感のない、着心地のよい服装にする。
- 睡眠薬は、種類と効果的な使用方法を理解し、指示どおり使用する。

★服薬管理の工夫

服薬カレンダーや服薬ボックスを使用するなど、各患者に合わせて、飲みやすい・忘れない・間違えないようにセットして保管するとよい。

- 定期の睡眠薬使用時は、自己判断で量を減らしたり、中止したりせず、主治医に相談しながら調節する。
- 睡眠薬を使用しても眠れない状況が続く場合は、主治医へ相談する。
- 主治医へ相談する場合、横になる・寝つく時間と睡眠薬を使用した時間、1日の総睡眠時間と1回に寝る時間の長さや深さなど具体的に伝える。
- 寝つけないことや睡眠薬を使用することに対しての不安・恐怖が増強しないよう、主治医から説明を受けた内容を確認する。薬の安全性と正しい使用方法、用法、用量等について確認し合う。
  - なぜ？ はじめて使用する睡眠薬の場合は、使用することへの不安が増大しやすい。
- 家族と同居している場合、それぞれ生活リズムが異なるため、本人の入床時間に活動している家族に対して、むやみに起こさない、物音など刺激を与えないように協力を得る。
- 病気や普段の生活に対するストレスが関係することがある。夜間は精神的に負担がかかることは控え、リラックスできる環境をつくる。
- 就寝前4時間以内のカフェインおよびアルコールの摂取、就寝前1時間以内の喫煙は、なるべく避ける。
- 睡眠薬とアルコールの併用はしない。
- 眠れない場合、何か他に症状がないか、疾患の影響はないか、普段の生活における変化を見て気付いたこと、気になる点は医療者に伝える。
- 寝る前に41〜42℃程度のお湯で足浴したり、マッサージしたりすることで心地よさを感じ、リラックスして入眠しやすい。
- トイレ移動時など家族に見守ってもらう、もしくは夜間のみベッドサイドで行える方法に切り換える。
  - なぜ？ 薬の効果が翌朝以後まで持続し、眠気、ふらつきがみられ、転倒の危険性が高くなる。
- 毎日眠れるようになったからと、定期的に使用しはじめた薬を突然中止しない。
- 本人からの訴えがない場合など、家族が夜間の状態変化を観察し、寝つけないことでのしんどさがみられるときは主治医に相談し、服薬などの指示を受けることも考慮する。
- 必要な睡眠時間は、約7時間とされているが、個人差があり、どれくらい寝ればよいという指標はない。
- 「睡眠自体の問題」ではなく「他の病態の影響」が原因・誘因となる場合は、疾患・症状の治療が優先されるため、訴えは同じでも対処・対策が他患者とは異なる場合がある。
- 早くから床に入ったり、床に入っている時間を長くしたとしても、睡眠時間が長くなることにはつながらない。かえって睡眠の質が下がり、中途覚醒や早朝覚醒を起こしやすくなる。読者やテレビ、音楽など、リラックスできるように過ごし、眠気が出現したときに床に入るなど、入床時間を短くする指導も有効である。

昼夜逆転

緊急度 ★☆☆

昼夜逆転の特徴	・日中にうとうとすることが多く、夜間に不眠を訴える。 ・日中うとうとし、夜間不眠を繰り返すことで、夜間せん妄が出現しやすい。 ★昼夜逆転にともなう症状と変化 ・身体的症状（あくび、頭重感、食欲不振、倦怠感など）の悪化、心身の疲労、抵抗力の低下により持病の発生・悪化・回復遅延 ・刺激に対する反応の低下、集中力散漫、思考力・記憶力の低下、不穏など ・社会的接触（人間関係の希薄、活動量の低下、孤立など）の低下
考えられる原因・疾患	・太陽光を浴びる機会が減ったり、脳器質性疾患などにより、概日リズム（サーカディアンリズム）が不規則となることで生じることが多い。

> **MEMO** 概日リズム（サーカディアンリズム）
> 　生体リズムのうち約1日、つまり24時間を周期としたリズムである。人は本来、睡眠-覚醒リズムや体温・脈拍・血圧、ホルモンなどの生理機能リズムとして約25時間周期の体内時計機構をもっている。体内時計を24時間に保つためには、朝の光を浴びたり、食事や運動、通学・通勤・通所、日々自分の日課をこなすなど、さまざまな刺激により毎日リセットしていくことが大切である。

1 患者・家族・介護者からの一報への対応

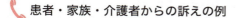 患者・家族・介護者からの訴えの例

「夜、眠れない」「昼間に寝ていることが多い」

①症状の確認・返答例	②考えられる原因	③訪問看護師到着までの指示
何時に寝て、何時に起きているか		
「明け方の3時ごろから午前中まで」	・昼間に眠ってしまうため、夜に完全覚醒してしまう	・覚醒時間、起床時間、睡眠間隔などに規則性があるかを観察し、記録を残す

夜間に症状を感じる（訴える）ことがあるか		
「夜になるとしょっちゅうトイレに行く」	・不眠により頻尿になっている、もしくは他の症状から出現している	・発熱、発汗など、他の身体症状がみられないか確認する ・残尿感や排尿時痛を伴う場合は尿路感染症を疑う ・排尿筋過活動による尿意切迫感、排尿筋低活動の膀胱収縮障害による残尿を伴う場合など、頻尿の原因が発見されたときは専門医につなぐ
「目が覚めても疲れた感じがして寝た気がしない」 「いびきが大きかったり、呼吸が止まっていることがある」	・睡眠時に無呼吸があり、中途覚醒し眠気や疲労感が解消されない ・常に眠気が続き、日中の活動に影響を及ぼす	・アルコール摂取や睡眠薬の服用、肥満や基礎疾患による影響はないか確認する ・側臥位など気道確保しやすい姿勢での入眠を促す ・無呼吸が続く場合は、主治医へ相談する
昼間は何時ごろに、どれくらい寝ているか		
「午前中まで寝て、夕食後の18時から2時間くらい寝ていることがある」	・夜間より日中に寝ている時間のほうが長い	・15時以降の睡眠は、夜間の睡眠に影響するため控える
昼間は寝ないような工夫をしているか		
「夜眠れないから昼寝をすることが増えた」 「声をかけても、疲れているのか寝たままのことが多い」	・活動と休息の生活リズムが崩れている	・自発的な覚醒か否か、覚醒の難易度状況を把握する ・覚醒しやすいタイミングを観察し、覚醒を促す
睡眠薬は使用しているか		
「使用している」 「明け方になって薬が効いている気がする」	・薬の使用が昼夜逆転を助長している	・薬の使用時間と効き具合を確認して見直す ・効果的な使用方法・時間を説明する

❷ 昼夜逆転

1日にどれくらい外に出る機会があるか

「ほとんど出ない」「家の中で過ごすことが多い」	・日中太陽光を浴びる機会がなく、概日リズムが不規則になっている	・1日1回、外に出る機会、室内でも太陽光を浴びる機会を設ける

日中体を動かしたり、頭を使って考えたりすることがあるか

「うとうとして、横になっていることが多い」	・刺激が少なく、日中の活動量の低下が夜間の睡眠に影響を及ぼしている	・興味・関心のもてることで安全に行える方法を提案し、試す

2 訪問時のアセスメントと看護ケア

- 日中の活動量や睡眠状況はどうか。
- 寝つきや目覚め、眠りの深さなど、睡眠の質に満足しているか。
- 睡眠－覚醒リズムが乱れていないか生活パターンから生活リズムを把握する。
- 眠れない状況を情報収集し、可能性の低い原因・誘因を除外する。

①患者状態	②考えられる原因・疾患	③対応・看護ケア
昼間に寝ている	★☆☆ ・夜間眠れないかわりに昼間に睡眠をとることで、さらなる悪循環をもたらしている	・日中は覚醒を促すため、部屋を明るくする ・午前中に外に出て太陽光を浴び、概日リズムを整える
夜間眠れていないため、日中ベッドに横になっていることが多い	★☆☆ ・寝る環境と活動する環境が同じ状態である可能性がある	・家の中でも日中は着替え、ベッドから離れた場所で過ごすなど生活環境にメリハリをつける
目覚めたときと、夜中に食事をすることがよくある	★☆☆ ・食事摂取が不定期であり、体内のエネルギー補給が行えていない状況にある	・食事は1日3回規則的に摂取し、夜間の間食は控える
外出はデイサービス時だけである 家では訪問リハビリテーションのときだけ運動する	★☆☆ ・活動量の低下、外的刺激の減少により、ホメオスタシス（恒常性維持）機構が低下している	・主体的に活動できる、興味がもてる好きなことから、実現可能な内容を提案し参加を促す

介護する側も疲れるので、本人が寝る昼間に寝るようにしている	★☆☆ ・昼夜逆転した生活により介護者自身の身体的・精神的負担が増大している	・介護者自身が十分に休息できるように他の家族との役割分担、社会資源の活用を提案する

3　主治医への報告

- 昼夜逆転の持続により、精神症状の出現、悪化が認められる場合、すみやかに主治医に相談する。
- 治療後1か月以上たっても変化がみられない場合、睡眠状態が極端に変化した場合、新たな症状が出現した場合は、主治医へ相談し受診を促す。

> **例**
> 本日訪問したAさんの件でご報告です。
> 　ここ1か月は、夕食後よりうとうとし、23時ごろに覚醒して1人で入浴後再入眠、3〜5時ごろに再覚醒し台所で間食して再入眠、11〜12時ごろに覚醒し、朝食・昼食を摂取した後にうとうとする生活パターンとなっています。
> 　Aさんは健忘症状が進んでおり、前日の行動は覚えておらず、あまり眠れていないと易怒的に話をされていました。一昨日の1時ごろはトイレでしゃがみ込んだまま立ち上がれない状態でいるのを妻が発見し、何とか引き上げてベッドへ移動することができています。夜間は1〜2時間おきにトイレ覚醒しており、1か月前より開始している睡眠薬の定期服用と日中の活動性低下にともない下肢の筋力低下がみられ、おぼつかない歩行による転倒・転落のリスクが高い状況にあります。
> 　夜間は、ベッドサイドでの尿器使用に変更していますが、Aさんの妻（夫婦はともに90歳代）は、Aさんが1人で行動し転倒するのではないかという不安から、Aさんの昼夜逆転の生活に合わせる形をとり、不眠傾向から疲労感が増強しています。認知症状の進行、睡眠薬の評価、頻尿について、明日の定期受診時に先生に相談される予定です。よろしくお願いします。

4　患者・家族・介護者への説明、日常生活の注意点

- 睡眠薬の使用状況と、可能であれば覚醒時刻、起床時刻と睡眠間隔などに規則性があるのか観察し記録に残してもらう。
- 眠れない場合、他に症状がみられたり、普段の生活において、何か気づいたことや気になる点は医療者に伝える。
- 内服内容の変化、生活リズムの規則化を行っても、すぐに効果はみられない。
- 実際に変化や効果が現れるのに2〜3週間は要することを考慮する。
- 寝る環境と日中覚醒しやすい環境にメリハリをつける。
- 1日に1回、午前中に外に出て太陽光を浴びる。
- 外出できない場合は、日中は照明を明るくする。

❷ 昼夜逆転

- 日中は昼寝を控えるなど、概日リズムをつける。
- 夕方以降の睡眠は夜の睡眠に影響する。
- 昼寝が必要な場合は、15時前の20〜30分程度とする。
- 好きな趣味や運動を行うことで生活にメリハリをつける。

〈文献〉
1）米国睡眠医学会著，日本睡眠学会診断分類委員会訳：睡眠障害国際分類 第2版－診断とコードの手引．日本睡眠学会，東京，2010．
2）高木永子監修：看護過程に沿った対症看護 病態生理と看護のポイント 第4版．学研メディカル秀潤社，東京，2010：424-436．
3）内山 真：睡眠障害の対応と治療ガイドライン 第2版．じほう，東京，2012：3-13．

3 睡眠中に目が覚める

緊急度 ★☆☆

睡眠中に目が覚めるとは	・いったん入眠した後、翌朝起床するまでの間に目が覚める状態（中途覚醒）。 ・高齢者では睡眠が浅くなるため、中途覚醒が出現しやすくなる。
考えられる原因・疾患	・さまざまな外的要因、心理社会的要因、身体的要因によって、睡眠と覚醒を制御する神経機構に影響が生じる。

★中途覚醒の原因

外的要因 （環境的要因）	寝具環境や照明、騒音、生活習慣、家族との生活リズムなど
心理社会的要因 （精神的要因）	人間関係、性格、不安傾向、焦燥感、抑うつ状態など
身体的要因	疼痛、瘙痒感、発汗、咳嗽、呼吸困難、不整脈、胸部症状、頻尿など

★中途覚醒を引き起こす疾患

1. アルコール	・アルコールの飲用により睡眠後期で眠りが浅くなり中途覚醒が生じることがある
2. うつ病	・うつ状態では睡眠中に目が覚めることがしばしばある ・熟睡感の低下、抑うつ感、不安感 ・意欲・関心の低下、食欲の低下などを伴うときはうつ状態の可能性が高い
3. 中等度以上の認知症や脳器質性疾患	・しばしば夢幻様の奇異な行動や不穏を呈することがある
4. レストレスレッグス症候群	・じっとした姿勢や横になったりしていると、主に下肢の部分に異様な感覚が現れる ・「むずむずする」「じっとしていられない」「かゆい」「ピンでなぞられているような」「針で刺すような」「火照るような」「蟻やミミズなどの虫が這っているような」 ・特に夕方から夜間にかけて症状が増強するため、睡眠障害の要因となる

5．周期性四肢運動障害 （睡眠時ミオクローヌス症候群）	・睡眠中に不随運動（手や足の筋肉に瞬間的にけいれんが起こる）が手足に連続して現れ、眠りが中断される ・ピクピクするという症状も含まれる ・眠りぎわの浅いノンレム睡眠時に起こりやすい ・高齢者の不眠の原因の1つであり、年齢とともに有病率が増加する	
6．睡眠時無呼吸症候群	・閉塞性：睡眠中の筋弛緩により舌根部や軟口蓋が下がり、気道が閉塞する ・中枢性：脳血管障害・重症心不全などにより呼吸中枢が障害され、呼吸運動が消失する ・就寝中の頻回の中途覚醒、昼間の耐えがたい眠気、抑うつ、集中力の低下、（家族などが気づく）睡眠時の呼吸の停止、大きないびき、夜間の頻尿、起床時の頭痛などがある	

1 患者・家族・介護者からの一報への対応

患者・家族・介護者からの訴えの例

「いったん寝るが、目が覚めてしまう」

①症状の確認・返答例	②考えられる原因	③訪問看護師到着までの指示
発熱はあるか		
「38℃ある」	・発熱により睡眠が障害されている	・クーリング ・環境温の調整
痛いところはあるか		
「背中が痛い」	・何らかの要因で痛みが発生し、睡眠が中断されている	・事前指示薬の有無の確認 ・安楽な体位の工夫 ・マッサージ
かゆいところはあるか		
「足がかゆい」	・かゆみによる	・クーリング ・清拭・保湿 ・寝具環境の調整

排尿の状況はどうか		
「トイレには夜中に5回ほど行く」	・排尿による睡眠の中断	・夜間頻尿の原因を探る

アルコールは飲んだか		
「眠れないからと、いつもより3杯多く飲んだ」	・アルコールによる睡眠後期の中断 ・アルコール依存症	・睡眠薬代わりの寝酒は中途覚醒につながるため、適量におさえる

最近何か不安なことがあるか、心細さ・寂しさを訴えているか		
「近所で親しくしていた人が亡くなり、さびしいと言っている」	・気分・情動・ストレス耐性の低下 ・うつ・抑うつ	・話を聴き、思いの表出を図る

就寝時間は何時か、睡眠時間はどれくらいか（夜間、昼間）		
「夜は0時ごろから5時間ぐらい、昼は15時ごろから2時間ぐらい」	・昼寝の時間が遅い、かつ長いことによる就寝時間のずれ ・日中に身体的休息が多く、夜間の中途覚醒につながっている	・生活リズムを整える ・散歩や外気浴をうながす ・昼寝は15時前の20～30分にとどめる ・一定の就寝時間にする

昼間はどのように過ごしているか		
「1日中、部屋でテレビを見て過ごしている」	・日中の身体的休息が多く、夜間の中途覚醒につながっている	・活動と休息のバランスをとる ・昼間は運動や屋外へ出るなどの活動をうながす

就寝環境はどうか（騒音や光、温度・湿度など）		
「本人の希望で明かりをつけて寝ている」 「室温は27℃、湿度は55％」	・光刺激による中途覚醒	・照明を落とす ・室温22℃前後、湿度40％前後へ調整

処方されている睡眠薬は飲んだか（何時に飲んだか）		
「19時ごろに飲み、横なった」	・睡眠薬の使用時間、就寝時間が早い	・睡眠薬服用後の入眠状態、持続時間、中途覚醒や早期覚醒の状況を確認する ・熟睡感を把握する

> **MEMO** 睡眠に適した温度と湿度
> ・室温：冬季 18℃、夏季 25℃
> ・湿度：50± 5 ％
> ・就床内：33℃

2 訪問時のアセスメントと看護ケア

- 目が覚める身体症状、疾患がないか
- 不安や心配なことを十分に聴き取る
- 服薬状況
- 生活リズム・睡眠パターン、睡眠環境

①患者状態	②考えられる原因・疾患	③対応・看護ケア
発熱、痛み、かゆみ、呼吸器症状、排尿障害がある	★☆☆ ・身体疾患による	・フィジカルアセスメントにより状態を把握（いつから・どのような症状があるか） ・原因となる身体疾患・症状の治療 →内服の確認、事前指示薬の確認等により痛みやかゆみを取り除く ・クーリング、スキンケア、清潔ケア、体位変換、ポジショニング等により症状の緩和、安心感を得る ・病状に応じ主治医へ報告し、指示を仰ぐ ・場合によっては受診

騒音があり、就寝時の光・温度・湿度の調整ができていない	★☆☆ ・環境要因による 　メラトニンは夜間に多く分泌されるが眼からの光刺激によって減少する	・睡眠環境を調整する ・光：寝床につく1〜2時間前に50ルクスくらいへ落とし、寝るときには10ルクス以下がよい ・音：テレビのつけっぱなしや話し声等を避け、静かな環境の必要性を伝える ・適切な温度（夏季25℃程度、冬季18℃程度）、湿度（50±5％）に調整 ・日中の活動をうながし、生活リズムを調整する
睡眠を妨げる作用のある薬剤を服用している	★☆☆ ・薬原性による 　医薬品の中には、多用すると不眠を引き起こすものがある（睡眠薬、抗不安薬、降圧薬、甲状腺ホルモン薬、抗がん剤） ・コーヒー、お茶、コーラに含まれるカフェイン、たばこのニコチン、アルコールなどの嗜好品も不眠の原因となる	・不眠が生じない薬剤への変更の検討（医療的必要性から変更が困難な場合あり） ・嗜好品については情報収集を行い、睡眠5時間前からの使用を避ける ・主治医へ報告・相談
抑うつ気分、心気、不安、焦燥感がある	★☆☆ ・器質的な原因のない不眠 ・うつ、抑うつ、不安による	・症状の観察・把握 ・傾聴し、心身のリラックスを図る ・服薬の確認 ・受診状況の確認 ・自殺念慮、妄想がみられた場合は早急に精神科専門医への受診が必要
睡眠時無呼吸がみられる	★☆☆ ・睡眠時無呼吸症候群による	・CPAP（シーパップ）使用時は利用状況の把握 ・未治療の場合は主治医に報告し、精査・治療へつなげる
入眠時に、下肢を中心とする耐え難い異常感覚「むずむずする」「虫が這うような感覚」が出現する	★☆☆ ・レストレスレッグス症候群	・内服状況を確認する ・未治療の場合は主治医へ報告し、精査・治療へつなげる

❸ 睡眠中に目が覚める

睡眠中に四肢、特に下肢の周期的に反復持続する不随意運動がみられる	★☆☆ ・周期的四肢運動障害		・未治療の場合は主治医へ報告し、精査・治療へつなげる
就寝中に体が動き、激しい寝言、場合によっては歩き回ったり暴力行動が出現する	★☆☆ ・レム睡眠行動障害	入眠後1〜1.5時間経過したレム睡眠時に起こる(20〜30分程度)レム睡眠終了とともに異常行動が消失する	・診断がついていない場合は、主治医へ報告、専門医の受診への検討。診断のため専門医の受診へつなげる
せん妄状態がみられる	★☆☆ ・環境の変化や薬剤の影響 ・比較的軽い疾患(尿路感染症など) ・脱水、便秘、感覚遮断 ・長期間の睡眠不足		・せん妄の原因(要因)のアセスメント(身体・環境・薬剤) ・主治医へ報告 ・家族支援
認知症患者であり、見当識障害、より強い睡眠パターンの変化などを基盤に睡眠障害・昼夜逆転をきたしている	★☆☆ ・認知症による		・服薬の確認

> **MEMO** 大きないびきに注意
> 睡眠時無呼吸症候群のいびきは、一定リズムではなく、しばらく無音のあと著しく大きな音を発するという特徴がある。家族、介護者にどのようないびきか、呼吸停止があるかなどを観察・情報提供してもらうことが大切である。

3 主治医への報告

- 記録内容に沿って報告する

- バイタルサイン
- 身体的所見：痛み、かゆみ、夜間排尿状態
- 睡眠パターン：就床時間、起床時間、中途覚醒の回数、覚醒後再入眠までに要する時間
- 起床後の頭重感・倦怠感
- 日中の活動状況
- 住環境：光、音、室温、寝具環境
- 服薬内容

例

Aさんの件で報告です。
23時05分に、ご家族から21時に就寝したところ22時30分に目が覚めて眠れないと連絡がありました。訪問して確認したところ、38℃の熱と全身の瘙痒感、膨隆疹がみられます。
血圧132/80、脈拍100、SpO_2 98%、呼吸数22です。蕁麻疹を引き起こしているようです。クーリング処置を行っています。先生の往診が必要な状態と考えました。よろしくお願いします。

4 患者・家族・介護者への説明、日常生活の注意点

- 身体的要因がある場合は、早めの対処を行う。
- 不眠には精神的要因が大きくかかわる。うつ・抑うつ状態の有無を把握し、心身の安定を図る。
- 具体的な対処方法は、厚生労働省「睡眠障害対処12の指針」を参考にするとよい。

★睡眠障害対処12の指針

1. 睡眠時間は人それぞれ、日中の眠気で困らなければ十分	・睡眠の長い人、短い人、季節でも変化、8時間にこだわらない ・歳をとると必要な睡眠時間は短くなる
2. 刺激物を避け、寝る前には自分なりのリラックス法	・就寝前4時間のカフェイン摂取、就寝前1時間の喫煙は避ける ・軽い読書、音楽、ぬるめの入浴、香り、筋弛緩トレーニング
3. 眠くなってから床に就く、就床時間にこだわりすぎない	・眠ろうとする意気込みが頭をさえさせ、寝つきを悪くする
4. 同じ時間に毎日起床	・早寝、早起きではなく、早起きが早寝に通じる ・日曜に遅くまで床で過ごすと、月曜の朝がつらくなる

❸ 睡眠中に目が覚める

5. 光の利用で良い睡眠	・目が覚めたら日光を取り入れ、体内時計をスイッチオン ・夜は明るすぎない照明を
6. 規則正しい3度の食事、規則的な運動習慣	・朝食は心と体の目覚めに重要、夜食はごく軽く ・運動習慣は熟睡を促進
7. 昼寝をするなら、15時前の20〜30分	・長い昼寝はかえってぼんやりのもと ・夕方以降の昼寝は夜の睡眠に悪影響
8. 眠りが浅いときは、むしろ積極的に遅寝・早起き	・寝床で長く過ごしすぎると熟睡感が減る
9. 睡眠中の激しいいびき・呼吸停止や足のぴくつき・むずむず感は要注意	・背景に睡眠の病気、専門治療が必要
10. 十分眠っても日中の眠気が強いときは専門医に	・長時間眠っても日中の眠気で仕事・学業に支障のある場合は専門医に相談 ・車の運転に注意
11. 睡眠薬代わりに飲酒は不眠のもと	・睡眠薬代わりの飲酒は、深い睡眠を減らし、夜中に目が覚める原因となる
12. 睡眠薬は医師の指示で正しく使えば安全	・一定時刻に服用し就床 ・アルコールとの併用をしない

厚生労働省：精神・神経疾患研究委託費「睡眠障害の診断・治療ガイドライン作成とその実証的研究班」平成13年度研究報告より

〈文献〉
1）上原譽志夫，大林完二，隅谷護人，他：総合診療マニュアル．金芳堂，京都，2010．
2）山田律子，萩野悦子，井出訓編：生活機能からみた老年看護過程＋病態・生活機能関連図 第2版．医学書院，東京，2012．

VIII 歩行障害

歩行障害　在宅ではココが重要！

① 高齢者の歩行障害

② 姿勢が保てない

歩行障害 在宅ではココが重要！

👉 起立位、歩く姿勢、歩行状態を観察する

★歩行障害の原因

障害部位	特徴		原因疾患
前頭葉性	・両下肢を伸展し、歩幅が小さく、小股で足底を床から離さず歩く"小刻み歩行"、脚幅が広い ・前傾、前屈姿勢や振戦、筋強剛がない、上肢の症状がほとんどない、錐体路徴候がみられる"脳血管性パーキンソニズム"		正常圧水頭症、多発性脳梗塞（特にラクナ梗塞）
皮質下運動過剰症	・下肢を突っ張り、足を内旋させ、腰を回して外側から弧を描くように歩く"はさみ足歩行" ・体幹や上肢にも姿勢異常がある場合が多い		ジストニア、舞踏運動、アテトーシスなどの随意運動が原因
皮質下寡動症	・体幹を前傾・前屈し、上肢は肘で軽く屈曲し、体の脇に付けてほとんど腕を振らず、すり足で歩幅が小さい"すくみ足"		パーキンソン病、パーキンソン症候群
錐体路障害性痙性麻痺	・膝関節は伸展し、足関節は内反・尖足 ・下肢全体をつっぱり、足を内旋させ、腰を回して外側から弧を描くようにして歩く		内包または大脳運動野を含む脳血管障害、脳外傷など

小脳失調性	・歩行動作のリズムや歩幅が一定せず、足の踏み出す方向が不定となる ・歩幅を広くとる特異な開脚歩行、下肢の共同屈曲ができない			脊髄小脳変性症、小脳梗塞、小脳炎など
末梢神経性	・足関節や足趾の背屈が障害され、下垂足となる ・つま先が上がらないために膝を高く上げて歩く"鶏歩"			遺伝性末梢神経障害、腓骨神経麻痺、神経根障害など
筋性	・中殿筋の筋力低下により、骨盤が動揺し、体幹を支持脚側に対して歩く ・腹部を突き出す姿勢			筋炎、筋ジストロフィー

★在宅で歩行障害と考えられる主な疾患

・脳血管障害 ・脳挫傷 ・蜂窩織炎 ・股関節脱臼 ・転倒後の関節・筋肉痛 ・心不全、呼吸不全による浮腫 ・深部静脈血栓症 ・中毒 ・脳腫瘍 ・骨転移による溶骨性変化に関連した圧迫骨折 ・脊髄不全麻痺	・がん性リンパ浮腫 ・多発性硬化症 ・パーキンソニズム ・正常圧水頭症 ・パーキンソン病 ・糖尿病に関連した末梢神経障害 ・小脳変性失調症 ・変形性膝関節症 ・関節リウマチ ・変形性腰痛症 ・変形性頸椎症 ・閉塞性動脈硬化症

① **左右前後の傾きや安定性、肘や膝の姿位**
- 姿勢反射障害：安定した立位時に後方から患者の両肩を引っ張る。パーキンソン病や進行性核上性麻痺は立ちなおることができず、そのまま後方に倒れかかる。
- Romberg徴候：足を閉じて立ったとき、閉眼時に不安定さに差があれば、深部感覚障害が関与している。不安定さが変わらなければ、小脳失調が疑わしい。

② **左右の脚幅**
- 広がる：小脳失調、脳血管性パーキンソニズム、正常圧水頭症など
- 狭くなる：痙性対麻痺

③ **前後の歩幅**
- 不規則：小脳失調症
- 狭くなる：パーキンソン病、脳血管性パーキンソニズム、正常圧水頭症など

④ **足底の上がり**
- 過度に上がる：腓骨神経麻痺（下垂足）
- 上がらない：パーキンソン病、脳血管パーキンソニズム、正常圧水頭症など

⑤ **膝の曲り**
- 伸びない：パーキンソン病は、膝関節は軽度、屈曲したまま
- 曲がらない：片麻痺の麻痺側

⑥ **腕の動き**
- パーキンソン病：一側での腕の振りが小さくなる
- 小脳失調：左右に広げ、つかまるものを探りながら歩く

症状の出現状況を観察する

①脱力範囲が片側もしくは両側か、遠位かもしくは近位か、進行程度はどうか

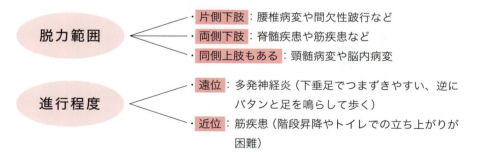

②下肢の皮膚の色や皮膚温などの異常があるか
- 閉塞性動脈硬化症は安静時でも、血流低下から下肢の皮膚色が悪く、皮膚温の低下がある。

③上肢にも症状があるか
・四肢に症状があれば、筋炎やミオパチーが疑わしい。

患者・家族、介護者からの聴き取りが重要

①いつごろから歩行がしにくくなったのか、どれくらい持続しているのか
・急性か、慢性的に進行しているのか、加齢によるものかを確認する。
②感覚障害を伴うのか
・脳血管障害は感覚障害がある。
・閉塞性動脈硬化症や変形性腰痛症では、間欠性跛行があり、歩行時、しびれや痛みが出現する。
③症状が間欠的であるのか
・閉塞性動脈硬化症や腰部脊柱管狭窄症などでは、歩行に伴い、感覚障害やしびれ、痛みなどが出現する。
④日内変動や歩行することで症状がどのように変わるのか
・重症筋無力症は眼筋症状や上肢の症状を伴う。
⑤他の症状がどのように出ているか
・パーキンソン病では振戦、筋炎や末梢神経障害では脱力部位の筋萎縮がある。

〈文献〉
1) 苅田典生:身体所見からみた(評価と)鑑別. 三木隆己, 嶋田裕之編, 歩行障害ハンドブック. 真興交易医書出版部, 東京, 2009:33-44.

高齢者の歩行障害

緊急度

高齢者の歩行 障害の特徴	・加齢または加齢に伴う中枢性・末梢性の疾患による全般的機能低下 ・歩行障害に伴う症状：視力低下や難聴、発熱と痛み、腫れを伴う感染症状、意識レベル低下
考えられる 原因	・筋力低下（サルコペニア） ・柔軟性の低下 ・バランス能力の低下 ・敏捷性の低下 ・認知機能低下（アルツハイマー病、レビー小体型認知症など） ・感覚機能の低下（白内障・緑内障、難聴など）

1 患者・家族・介護者からの一報への対応

患者・家族・介護者からの訴えの例

「トイレに行こうとして転んだ」「足を引きずって歩いている」「ぼーっとして、まともに歩けない」「ショートステイから帰ってから動こうとしない」「痛くて足（体）が動かせない」

①症状の確認・返答例	②考えられる原因	③訪問看護師到着までの指示
会話はできるか		
「少し呂律がまわらない」	・発熱・脱水 ・脳血管障害 ・脳転移症状 ・薬剤の副作用	・体温測定（発熱時は解熱剤内服を勧める） ・自動血圧計があれば、血圧測定 ・気道の確保 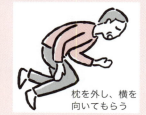 枕を外し、横を向いてもらう

どこかに痛みや腫れ、熱感はあるか

「足先が痛くて色が悪い」 「片足だけ腫れている」	・蜂窩織炎 ・閉塞性動脈硬化症 ・深部静脈血栓症 ・骨転移の溶骨性変化	・安楽な姿勢を勧める

何か思いあたることはあるか

「今朝、ベッドからずり落ちていた」	・転倒後の筋肉・関節痛	・安楽な姿勢を勧める
「浴室で転んだ」 「痛みのため、足を動かすことができない」	・骨折（大腿骨折）	・緊急訪問

熱はあるか

「38℃以上ある」	・蜂窩織炎 ・急性心不全・呼吸不全	・クーリング ・セミファーラー位

何か薬は飲んだか（睡眠導入剤や向精神薬、降圧薬、抗けいれん薬など）、血圧はどうか

「睡眠導入剤を追加した」 「いつもより低い」もしくは「いつもより高い」	・薬剤による副作用	・安楽な姿勢をうながす（ベッドに寝かせる） ・血圧が低ければ、布団や座布団で下肢挙上

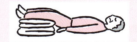

めまいやふらつきはどうか

「ふわふわする」	・三半規管の障害（メニエール病） ・中枢性（脳転移） ・抗けいれん薬の血中濃度が高い	・安静臥床をうながす ・めまい出現時の頓用があれば内服をうながす

食事や水分はとれているか

「朝からあまりとっていない」	・低張性脱水 ・熱中症の場合は主に高張性脱水	・経口補水液やスポーツ飲料などを飲むよううながす

2 訪問時のアセスメントと看護ケア

- いつごろからどんなふうに症状が出て、どれくらい持続しているか
- 臥床した状態で、自分で四肢を動かすことはできるか
- 転倒時の打撲エピソードはあるか

①患者状態	②考えられる原因・疾患	③対応・看護ケア
【急激に症状が出現】		
運動麻痺や感覚障害	★★★ ・脳血管障害	・意識レベル、呼吸状態、バイタルサインの観察 ・主治医に報告し、早期に救急受診できるよう調整 （脳梗塞の場合は、ゴールデンタイムを逃さない！）
息切れ、足の浮腫から体幹の浮腫	★★★ ・心不全、呼吸不全など	・バイタルサインの測定 ・セミファーラー位をとり、主治医に報告し、往診にて薬剤治療・酸素療法、救急受診を調整 ・浮腫部位を保湿、衣類で保護
痛みや皮膚色不良、冷感、末梢動脈触知困難	★★★ ・急性動脈閉塞 ・下肢静脈血栓症	・緊急に外科治療が受けられるように調整
疼痛部の腫脹・発赤・熱感がある	★★★ ・骨折（腰椎圧迫骨折、下肢骨骨折、骨盤骨折）	・緊急に外科治療が受けられるように調整
痛みのため、患部を動かすことができない		
運動麻痺	★★★ ・脳腫瘍	・主治医に報告、原因を検索し、放射線治療を検討 ・ステロイド内服薬を確認
局部に感染徴候	★★☆ ・蜂窩織炎	・抗菌薬内服 ・点滴治療 （急激に症状が出現した場合は、早期に治療が必要）
関節部位の腫脹・痛み	★★☆ ・急性関節炎、関節症	・整形外科に受診できるよう調整 ・湿布剤の使用

めまいやふらつき、耳鳴り	★★☆ ・小脳失調 ・耳性めまい	・適切な保護具の調整 ・原因の検索
【慢性的に症状が出現】		
痛みやしびれ	★☆☆ ・脊髄障害	・歩行障害を多方面から観察し、原因をアセスメント ・多職種で連携し、内服確認、転倒予防、環境調整、リハビリテーションの実施 ・適切なコルセットの調整
前傾姿勢、小刻み歩行	★☆☆ ・パーキンソニズム	・転倒予防に努める
転倒しやすい		
間欠性跛行、歩行時の痛みやしびれ	★☆☆ ・末梢神経障害 ・腰部脊柱管狭窄症 ・末梢動脈疾患	・適度な保温 ・適切なコルセットの調整
尿失禁や認知症	★☆☆ ・正常圧水頭症	・定期的に検査でフォローし、場合によっては外科的治療につなぐ
前頭葉性歩行		
ヒステリー	★☆☆ ・心因性	・精神面をアセスメントし、必要であれば精神科コンサルト
その他	・加齢による廃用性症候群	・上記同様 ・運動制御の不足と障害の程度、関節可動域制限、知覚障害、関節の変形、大脳辺縁系、情動障害などの観察 ・認知機能へのはたらきかけ

> **MEMO**　がん性病的骨折
> ・ベースにオピオイドを内服している場合、前駆症状で激しい痛みを訴えることが少ない。
> ・正確なアセスメントを行い、放射線治療が適切な時期に受けることができるよう支援することが重要である。

3 主治医への報告

【急性の場合】

例1

　Aさんの報告です。○時○分にご家族から電話があり、急に歩き方がおかしくなり、動かなくなったそうです。特に右上下肢の動きが悪くなり、意識も鈍く、吹き出し様の呼吸をしています。瞳孔も左右不同あり、血圧190/100mmHg、脈拍100回/分、SpO_2 90％、体温37.5℃です。どうも脳血管障害の可能性があり、先生に往診いただくか、もしくは救急搬送の必要があるようです。もともと、○病院で入院治療されていました。

例2

　Bさんの報告です。○時○分にご家族から電話があり、足を引きずって歩いて痛みを訴えるとのことでした。熱が38℃出ていて、右下肢だけ限局して、熱感や腫脹、痛みがあります。蜂窩織炎のような症状と思われますが、抗菌薬の手持ちもなく、先生に往診していだいたほうがよさそうです。

【慢性の場合】

例

　Cさんの件です。○月○日○時に電話があり、このところ、ときどき右足を引きずって歩いて、痛みやだるさ、こむら返りなどを訴えておられ、胸苦しさもあったとのことです。訪問時、患肢の足背動脈の緊張がやや弱く、皮膚色も不良で冷感もあります。血圧180前後と最近、高値の様子でした。訪問診療を希望されています（閉塞性動脈硬化症を疑う場合）。

4 患者・家族・介護者への説明、日常生活の注意点

- 原因の早急な診断が必要であることを説明し、主治医への報告の同意を得る。
- 患者は障害部位をかばいながら歩行することで、健常な側の関節・筋肉に負荷を生じている。転倒しないよう、環境整備をする。
- 浮腫がある場合は、皮膚を損傷しないよう保湿し、衣類で保護する。

❷ 姿勢が保てない

緊急度 ★★☆

姿勢が保てないとは

- 高齢者は、時間の経過とともに運動・認知機能が低下してくる。そのため、身体失認や視空間失認、バランス機能の低下、脊椎の変形や筋緊張の低下が姿勢に影響してくる。
- 在宅では、緊急コールで「姿勢が保てない」と一報があることは少なく、めまいや意識障害があるという訴えをはじめに聴くことが多い。

★姿勢が保てないことに伴う症状

- 体温・血液循環を保つ、呼吸機能や嚥下機能、消化機能などの生理的機能の低下
- 廃用性二次障害：誤嚥性肺炎や起立性低血圧、関節拘縮、褥瘡などの廃用症候群

考えられる原因・疾患

> **あらゆる疾患による機能障害**
> 急性：脳血管障害、がんなど
> 慢性：神経難病、退行性変性など

> **筋の過剰緊張が存在し、安眠を妨げ、身体の動きを抑制**
> ADL低下、褥瘡の発生、転倒のリスク

> **長期化→関節運動不全が引き起こされ、関節拘縮が発生**
> 血液循環・呼吸・消化機能の低下
> （静脈還流の悪化による下肢浮腫、下肢の静脈瘤、
> 肺活量低下、逆流性食道炎、便秘、頻尿など）
> 摂食・嚥下機能の低下
> （誤嚥性肺炎）

★姿勢が保てない原因となる主な疾患

- 脳血管疾患、脳ヘルニア
- 神経難病（パーキンソン病）
- 脳性麻痺、てんかん
- がん性多発骨転移
- 認知症
- 変形性脊椎症・関節症
- 坐骨神経痛
- 感覚機能の低下
  （めまい、三半規管の障害など）

2 姿勢が保てない

1 患者・家族・介護者からの一報への対応

📞 **患者・家族・介護者からの訴えの例**

「最近、食事で座らせると左に傾く」「長い時間、座っていられないようで、体がずり落ちてきてしまう」「倒れやすい」

①症状の確認・返答例	②考えられる原因	③訪問看護師到着までの指示
呼びかけに返事をするか		
「返事をしない」	・脳血管障害	・できるだけ安楽な姿勢を保つ ・気道の確保
どこか痛みはあるか		
「数日前から腰が痛い」 「おなかが痛い」 「痛みの部位をかばっている」	・脊髄損傷 ・病的骨折 ・炎症性疾患 ・がん性疼痛	・事前処方があれば、鎮痛薬の内服を勧める
熱は出ているか		
「38℃以上」	・尿路感染症 ・上気道感染	・クーリング ・経口補水液を勧める
めまいはあるか		
「目がまわる」 「ふわふわする」 「天井がまわっている」	・末梢性(三半規管の障害) ・中枢性(小脳・脳幹に関連したもの、脳転移) ・抗てんかん薬の量が多い(フェニトイン中毒)	・できるだけ安楽な姿勢をとる(臥床やリクライニング) ・事前処方があれば内服を勧める

2 訪問時のアセスメントと看護ケア

- 訪問時に家族・介護者から相談を受けることは、非常に多い。臥床、座位、立位の姿勢障害が起こると介護面でも調整が必要となる。
- 急激に起こった症状か、姿勢を正しく評価するアセスメント能力が重要である。

①患者状態	②考えられる原因・疾患	③対応・看護ケア
【急激に症状が出現】		
意識レベル低下あり チェーンストークス様呼吸	★★★ ・脳血管疾患 ・脳ヘルニア	・救急搬送を予測して主治医に報告 　急激に症状が出現した場合は早期に治療が必要。中枢性の問題を考える ・気道の確保 　抗凝固薬療法を行っているか再度確認
焦点が合わない	★★☆ ・三半規管の障害（メニエール病）	・めまいの程度を観察し、効果的に薬剤を勧める
体幹が不安定	★★☆ ・小脳・脳幹障害	・弾性包帯で体幹を緊縛し、動揺を軽減させる
片側に傾きやすい 意識レベルの低下 反応が鈍い 座位時、後方に倒れる	★★☆ ・脳腫瘍 ・脳転移 ・頭蓋内圧亢進症状	・主治医に報告し、指示を受ける ・循環・呼吸状態などの変化があり、緊急性であれば往診を依頼 ・ステロイド点滴や痙攣出現時の指示（抗けいれん薬の坐薬など）を確認
座位時、後方に倒れる	★☆☆ ・抗てんかん薬の血中濃度上昇（フェニトイン・カルバマゼピン）	・定期的な採血による血中濃度の確認

❷ 姿勢が保てない

【慢性的に症状が出現】

前屈姿勢 座位保持困難	★☆☆ ・神経難病（パーキンソン病、小脳変性症）	・適切なポジショニング ・体幹装具や腹帯を用いて体幹の動揺を軽減
下肢しびれ痛、跛行 感覚鈍麻	★☆☆ ・がん性多発骨転移 ・脊髄神経圧迫による神経因性疼痛	・痛みのアセスメント、疼痛コントロール ・放射線治療適応を主治医と相談
回転性眼振、頭部・体幹の動揺、企図振戦	★☆☆ ・多発性硬化症	・適切な歩行器・車椅子の選定 ・リハビリテーション
下半身にしびれや痛み、間欠跛行	★☆☆ ・坐骨神経痛 ・腰部脊柱管狭窄症、腰椎椎間板ヘルニア	・安楽なポジショニング ・リハビリテーション
腰痛、下肢のしびれ	★☆☆ ・骨粗鬆症、圧迫骨折	・痛みのコントロール ・生活に合ったコルセットの調整

> **MEMO　思い込みに要注意！**
> 脊髄圧迫や病的骨折は突然起こるものではなく、数週間前から悪化する疼痛を訴えている。
> 退行性変性による疼痛と思い込まずに、病歴や病状の変化に注意する。安易に鎮痛剤のみで対処しない。

3 主治医への報告

【急性の場合】

> **例**
> 脳腫瘍で療養中のAさんの報告です。○時○分にご家族から電話があり、吹き出し様の嘔吐をして、呼吸がおかしいとのことで今、訪問しています。焦点が合わず、JCS Ⅲ-200、眼振もみられます。血圧180/80mmHg、脈54回/分、体温38.5℃、SpO₂ 90%で頭蓋内圧亢進し、けいれんの前駆症状も出現しているようです。訪問診療をしていただけないでしょうか。

事前の包括的指示でステロイド点滴が患者宅に置いている場合があるので、口頭で再度、指示確認する

【慢性の場合】

　Bさんの報告です。臥床時も足が意図的に動かせず、車椅子座位時も姿勢が不安定でした。オキシコンチン® 40mgで痛みの訴えはありませんが、体幹支持も難しい様子でした。脊髄まで圧迫が進んで、下肢対麻痺が疑わしいようです。早急の訪問診療をご検討のほど、よろしくお願いします。

緊急対応も必要になるかもしれないので、その日のうちに電話で確認する

4 患者・家族・介護者への説明、日常生活の注意点

- 原因の早急な診断が必要であることを説明し、主治医への報告の同意を得る。
- 後日に神経内科や整形外科受診し、検査ができるよう調整する。
- 臥床、座位、立位姿勢において、リラックスできる姿勢や動作がしやすい姿勢がとれるように留意する。適切なポジショニングがとれるよう、福祉用具（ピローやクッション、車椅子、介助用具など）を効果的に使えるようにする。

〈文献〉
1）内藤寛：神経・筋疾患の歩行障害の特徴．Monthly Book Medical Rehabilitation 2014；171：1-6．
2）Kirsten Gotz-Neumann原著：観察による歩行分析．医学書院，東京，2005：81-94．
3）三木隆己，嶋田裕之編：歩行障害ハンドブック．真興交易医書出版部，東京，2009：24-32．

在宅での緊急時に役立つ資料

①意識障害判定スケール

★グラスゴー・コーマ・スケール（Glasgow Coma Scale：GCS）

	乳幼児	評価点	年長児・成人	評価点
開眼機能 （E：eye opening）	自発開眼	4	自発開眼	4
	声掛けで開眼	3	声掛けで開眼	3
	痛み刺激で開眼	2	痛み刺激で開眼	2
	開眼せず	1	開眼せず	1
言語機能 （V：verval response）	機嫌よく喃語をしゃべる	5	見当識良好	5
	不機嫌	4	混乱した会話	4
	痛み刺激で泣く	3	不適切な言葉	3
	痛み刺激でうめき声	2	言葉にならない音声	2
	声を出さない	1	発語せず	1
運動機能 （M：motor response）	正常な自発運動	6	命令に従う	6
	触れると逃避反応	5	疼痛部位の認識可能	5
	痛み刺激で逃避反応	4	痛み刺激で逃避反応	4
	異常な四肢の屈曲反応	3	異常な四肢の屈曲反応	3
	異常な四肢の伸展反応	2	異常な四肢の伸展反応	2
	動かさない	1	動かさない	1

判定	15点	14点	9～13点	3～8点
	正常	軽症	中等症	重症

・各項目の点数を合計（E＋V＋M）で、意識障害の重症度とする
・最重症は3点、最軽症は15点
・記載例：「GCS：E3・V2・M2・7点」

★ジャパン・コーマ・スケール （Japan Coma Scale：JCS、3-3-9度方式）

I	刺激しないでも覚醒している状態 （1桁の点数で表現）	
0	清明である	
1	だいたい清明であるが、今ひとつはっきりしない	
2	見当識障害がある	
3	自分の名前、生年月日が言えない	
II	刺激で覚醒するが、刺激をやめると眠り込む状態 （2桁の点数で表現）	
10	普通の呼びかけで容易に開眼する	
20	大きな声または身体をゆさぶることにより開眼する	
30	痛み刺激を加えつつ呼びかけを繰り返すことにより開眼する	
III	刺激しても覚醒しない状態 （3桁の点数で表現）	
100	痛み刺激に対し、払いのける動作をする	
200	痛み刺激に対し、少し手足を動かしたり、顔をしかめる	
300	痛み刺激に反応しない	

- R（restlessness）：不穏状態、I（incontinence）：失禁、A（akinetic mutism, apallic state）：無動性無言・自発性喪失
- 記載例：「JCS：100-1、JCS：20-RI」

★乳児で使用されるジャパン・コーマ・スケール（小児JCS）

III	刺激をしても覚醒しない状態 （3桁の点数で表現）	
300	痛み刺激に反応しない	
200	痛み刺激で少し手足を動かしたり、顔をしかめる	
100	痛み刺激に対して、払いのけるような動作をする	
II	刺激すると覚醒する状態 （2桁の点数で表現）	
30	呼びかけを繰り返すとかろうじて開眼する	
20	呼びかけると開眼して目を向ける	
10	飲み物を見せると飲もうとする。あるいは、乳首を見せれば欲しがって吸う	
I	刺激しないでも覚醒している状態 （1桁の点数で表現）	
3	母親と視線が合わない	
2	あやしても笑わないが視線は合う	
1	あやすと笑う。ただし不十分で声を出して笑わない	
0	正常	

坂本吉正：小児神経診断学．金原出版，東京，1978：36．より引用

②救命処置の基本

★ショックの5P

Pallor 蒼白	皮膚、粘膜などの血管が収縮することにより、顔面や四肢が蒼白となる
Prostration 虚脱	脳への血流が減少し、不穏やうつろな表情を示すほか、周囲に無関心で無欲な状態となる
Perspiration 冷汗	交感神経が緊張して全身が冷たくなり、汗腺が開いてじっとりとする
Pulselessness 脈拍微弱	末梢での動脈触知が不可能となる
Pulmonary insufficiency 呼吸不全	組織の低酸素化や代謝性アシドーシスなどによって生じる

★心肺蘇生の基礎手段

Airway 気道確保	**確実な気道確保が不可欠！** 顎先挙上＋頭部後屈
Breathing 呼吸管理	**人工呼吸が無理ならすぐに胸骨圧迫を！** ・気道確保して呼吸がないときは、人工呼吸を行う ・「1回1秒程度」で「胸が上がるくらい」
Circulation 循環管理	**胸骨をしっかり押して、しっかり戻す！** ・胸骨圧迫は「5cm沈む程度」の強さで、「1分間に100回」のペースで行う

③疼痛評価スケール（ペインスケール）

- 痛みは主観的なものであるため、測定して数値化することは困難である。そこで、スケールを用いて、痛みのめやす・変化を把握する。
- 患者自身が印をつけて、痛みを表してもらう。

★ビジュアル・アナログ・スケール
（visual analogue scale：VAS）

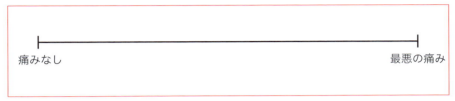

★数値的評価スケール、0-10 スケール
（numeric rating scale：NRS）

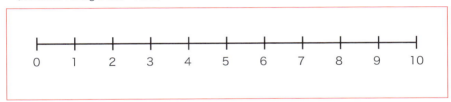

★簡易表現スケール

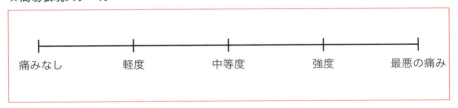

★フェイススケール

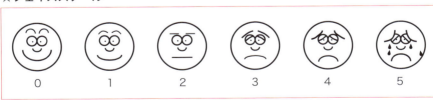

索引

患者・家族・介護者からの訴えの例

足が重い……………………………………… 108
足がだるい…………………………………… 108
足が張っている……………………………… 108
足がむくんでいる…………………………… 108
足を引きずって歩いている………………… 140
頭を痛がって食欲がなく、ぐったりしている… 40
頭を痛がり、嘔吐し、意識がなくなった……… 40
歩けない……………………………………… 108
息がつらそう………………………………… 64
痛くて足（体）が動かせない ……………… 140
いったん寝るが、目が覚めてしまう………… 128
いつもと比べて様子がおかしい…………… 4
いつもと様子が違う………………………… 19
言われた言葉を忘れてしまう……………… 10
おなかが痛い………………………………… 91
おなかが苦しい……………………………… 97
おなかが張る…………………………… 91, 97
おなかを痛がり、嘔吐し、意識がなくなった… 48
おなかを痛がり、吐いている。熱もあるようだ 48
同じ質問を何回も繰り返す………………… 10
顔が腫れぼったい…………………………… 104
体が熱い……………………………………… 27
機嫌が悪く泣き止まない…………………… 19
気持ちが悪い………………………………… 75
急に、頭が痛い痛いと叫んでいる………… 40
急におなかを痛がって、ぐったりしている…… 48
急に呼吸を止めた…………………………… 19
急に体重が増えた…………………………… 104
急に胸を痛がって、呼吸も困難な状態……… 54
唇が腫れている……………………………… 104
苦しそう……………………………………… 82
血痰が出る…………………………………… 68
高熱でぐったりしている…………………… 27
呼吸ができない状態………………………… 82
これまでできていた料理ができなくなった…… 10
最近、食事で座らせると左に傾く………… 146

さっき意識がなくなったけれど、今は戻っている。このまま様子をみて大丈夫か…………… 15
食事がのどにつかえて苦しそう…………… 64
食欲がない…………………………………… 91
ショートステイから帰ってから動こうとしない
……………………………………………… 140
睡眠薬を飲んでも効かない………………… 119
好きだった時代劇のテレビを集中して見なくなった
……………………………………………… 10
少ししか食べていないのに、おなかが張って
食べられない………………………………… 97
ずっと微熱があって元気がないが、様子をみ
ていいのか…………………………………… 34
咳が止まらない……………………………… 82
体温が38℃を超えている…………………… 27
倒れやすい…………………………………… 146
食べられない………………………………… 82
痰がからんで切れない。自分で出せない……… 68
痰の量が多い………………………………… 82
トイレに行こうとして転んだ……………… 140
長い時間、座っていられないようで、体がず
り落ちてきてしまう………………………… 146
何となく元気がない………………………… 82
熱が高い……………………………………… 27
のどに食べ物が詰まってしまった………… 82
吐いた………………………………………… 75
吐き気がある………………………………… 91
吐きそう……………………………………… 75
発熱している………………………………… 82
ひきつけを起こした後にぼーっとしている…… 19
昼間に寝ていることが多い………………… 122
便が出ていない……………………………… 91
ぼーっとして、まともに歩けない………… 140
まったく寝つけない………………………… 119
むせたみたい………………………………… 82
胸がしめつけられ、冷や汗をかいている……… 54
胸が焼け付くよう…………………………… 54
目の上が腫れている………………………… 104
呼びかけても反応しない…………………… 4
夜、眠れない………………………………… 122
呼んでもぐったりして反応がない………… 19
ろれつがまわっていない…………………… 4

和文

あ

悪心 … 74
悪性腫瘍 … 30
アダムス・ストークス症候群 … 2
圧迫骨折 … 148
アテトーシス … 136
アナフィラキシーショック
　… 105
アニサキス症 … 49
アルコール … 127
安楽な体位 … 99, 112

い

胃炎 … 49
息切れ … 142
意識混濁 … 26
意識障害 … 2, 43, 78
　――判定スケール … 150
意識消失 … 14
意識の混濁 … 4
意識の変容 … 4
意識レベル … 2
　――低下 … 4, 93, 98
胃・十二指腸潰瘍 … 48
胃・十二指腸穿孔 … 50
胃食道逆流症 … 57
胃腸炎 … 76
遺伝性末梢神経障害 … 137
胃部冷罨法 … 75
意欲・自発性の低下 … 12
イレウス … 52, 92, 93
胃瘻 … 28
インターフェロンα … 11
咽頭痛 … 60
インフルエンザ … 42

う

ウェルニッケ-コルサコフ症候群
　… 9
ウェルニッケ脳症 … 9
うつ … 2, 127
うつ熱 … 24
運動麻痺 … 142

え

栄養不良 … 85

嚥下障害 … 80
炎症性疾患 … 42, 49, 146

お

黄疸 … 78, 99, 106
嘔吐 … 5, 21, 28, 41, 43, 50, 74, 78, 93, 98
温罨法 … 78, 91, 95

か

概日リズム … 114, 122
解離性大動脈瘤 … 51
顔色 … 5
過呼吸 … 7
下肢静脈血栓症 … 142
下肢の浮腫 … 99, 108
下垂足 … 137
ガス・便の停滞 … 100
風邪 … 42
片麻痺 … 43, 138
喀血 … 60
過眠 … 114
簡易表現スケール … 153
肝炎 … 30, 78
感覚機能の低下 … 145
感覚障害 … 139, 142
眼球の位置 … 7
環境整備 … 13
環境調整 … 78
間欠性跛行 … 138
肝硬変 … 2, 78, 108
がん性多発骨転移 … 145
肝性脳症 … 6, 12
がん性病的骨折 … 144
関節運動不全 … 145
関節拘縮 … 145
関節痛 … 33, 141
関節部位の腫脹 … 142
感染症 … 12, 26, 78
感染性胃腸炎 … 51, 77
感染徴候 … 142
浣腸 … 79
がん性疼痛 … 49, 146
嵌入便 … 91, 94
肝不全 … 6, 8, 78
顔面神経麻痺 … 85
顔面・全身の浮腫 … 104
顔面蒼白 … 74, 78

き

記憶障害 … 44

気胸 … 55
起座位 … 66
気道確保 … 152
気道感染 … 61, 69
気道内圧 … 66
気道粘膜の損傷 … 68
気道閉塞 … 7, 19
気分障害 … 2
気分不快 … 15, 43
記銘力障害 … 12
虐待 … 18
吸引チューブ … 68
急性胃腸炎 … 49
急性心不全 … 141
急性膵炎 … 49
急性疼痛 … 38
急性動脈閉塞 … 142
急性肺血栓症 … 55
急性腹症 … 47, 76
救命処置 … 152
胸骨圧迫 … 152
狭心症 … 49, 54
胸痛 … 15, 54, 69, 78
胸部損傷 … 69
胸部大動脈瘤切迫破裂 … 55
胸膜炎 … 57
局所性浮腫 … 102
虚脱 … 152
筋萎縮 … 139
筋炎 … 137, 139
筋緊張性頭痛 … 41
筋ジストロフィー … 137
筋肉痛 … 141

く

クッシング現象 … 42, 43
首筋の硬直 … 44
クモ膜下出血 … 40, 43
グラスゴー・コーマ・スケール
　… 150
クーリング … 6, 78
群発頭痛 … 40

け

経口補水療法 … 31
憩室炎 … 49
頸静脈怒張 … 106
痙性対麻痺 … 138
頸動脈洞の圧迫 … 15
頸部硬直 … 7
頸部聴診 … 85
傾眠 … 12

155

けいれん… 6, 19, 21, 43, 44
血圧上昇……………………… 78
血圧低下……… 7, 50, 78, 98
血圧の変動…………………… 74
血管性認知症………………… 12
結石…………………………… 49
血痰…………………………… 60
血尿…………………………… 30
下痢…………………………… 77
幻覚…………………………… 11, 44
倦怠感………………………… 26

こ

口蓋反射……………………… 86
抗がん剤の副作用…………… 78
抗けいれん薬………………… 141
高血圧………………………… 2
膠原病………………………… 30
甲状腺機能亢進症…………… 78
甲状腺機能低下症…………… 12
向精神薬……………………… 11
叩打痛………………………… 30
抗てんかん薬……… 146, 147
後頭部痛……………………… 44
高度房室ブロック…………… 2
高二酸化炭素血症…………… 7
高熱………………………… 21, 26
抗パーキンソン薬…………… 11
興奮状態……………………… 11
硬膜下血腫……………… 41, 45
高齢者………………………… 2
　──の呼吸困難…………… 62
　──の歩行障害…………… 140
誤嚥……… 19, 64, 65, 69, 80
　──性肺炎……………… 28, 80
　──の予防………………… 88
呼気臭………………………… 8
呼吸…………………………… 5, 19
呼吸管理……………………… 152
呼吸器感染…………………… 65
呼吸器障害…………………… 2
呼吸器症状…………………… 60
呼吸困難
　…28, 60, 62, 69, 99, 106
呼吸障害……………………… 42
呼吸状態……………………… 2
呼吸数減少…………………… 7
呼吸不整……………………… 74
呼吸不全…… 5, 141, 142, 152
呼吸理学療法………………… 65
鼓腸…………………………… 96
骨折………………… 109, 141, 142
骨粗鬆症……………………… 148

骨転移の溶骨性変化……… 141
昏睡…………………………… 44

さ

細気管支病変………………… 69
在宅酸素療法………………… 61
サーカディアンリズム…… 122
坐骨神経痛………… 145, 148
嗄声…………………………… 60
錯覚…………………………… 44
坐薬…………………………… 78
三叉神経麻痺………………… 86
三半規管の障害……………… 147

し

ジギタリス…………………… 11
指拭法…………………… 84, 89
ジストニア…………………… 136
姿勢が保てない……………… 145
姿勢反射障害………………… 138
耳性めまい…………………… 143
自然気胸……………………… 54
失語症………………………… 43
失神…………………………… 14
湿性嗄声……………………… 86
しびれ………………………… 139
ジャパン・コーマ・スケール
　………………………………… 151
周期性四肢運動障害……… 128
重症筋無力症………………… 139
熟眠障害……………………… 116
出血…………………………… 5, 21
腫瘍のリンパ節転移……… 108
循環管理……………………… 152
循環器障害………………… 2, 99
消化管出血…………………… 50
消化器症状……………… 29, 72
上気道感染…………………… 146
小児の意識障害……………… 18
小脳炎………………………… 137
小脳梗塞……………………… 137
小脳失調…………… 138, 143
小脳・脳幹障害……………… 147
上部消化管からの出血…… 78
上部消化管の閉塞…………… 76
静脈炎………………………… 109
静脈血栓症…………………… 110
静脈瘤……………… 108, 110
食事指導……………………… 72
触診…………………………… 98
食中毒…………… 51, 77, 78
食道炎………………………… 49
食道穿孔……………………… 57

食物残渣……………………… 28
食欲低下………… 26, 33, 106
食欲不振………………… 74, 98
ショック… 2, 4, 7, 21, 50, 78
　──の5P ………………… 152
徐脈………………… 16, 74, 78
心音の異常…………………… 16
心筋梗塞………… 49, 54, 78
神経根障害…………………… 137
神経難病……………………… 145
人工呼吸……………………… 152
進行性核上性麻痺………… 138
振戦…………………………… 33
心尖部の偏移………………… 99
心臓神経痛…………………… 57
心肺蘇生……………………… 152
深部感覚障害………………… 138
深部静脈血栓症
　………………… 102, 108, 141
心不全…………… 108, 142

す

随意運動……………………… 136
膵炎…………………………… 49
水頭症………………………… 12
水分出納……………………… 107
髄膜炎
　… 12, 19, 21, 41, 42, 44
睡眠時間の短縮…………… 116
睡眠時ミオクローヌス症候群
　………………………………… 128
睡眠障害……………………… 114
　──の対処………………… 133
睡眠中に目が覚める……… 127
睡眠薬……………… 115, 118
数値的評価スケール……… 153
スキンケア…………………… 103
スクイージング……………… 65
頭痛……………………… 40, 78

せ

正常圧水頭症……… 136, 143
咳………………………… 60, 69
脊髄障害……………………… 143
脊髄小脳変性症…………… 137
脊髄損傷……………………… 146
舌根沈下……………………… 7
摂食・嚥下のプロセス…… 80
全健忘………………………… 12
全身倦怠感………… 33, 106
全身状態……………………… 2
全身性浮腫…………………… 102

前頭葉性歩行……………… 143
喘鳴………………………60, 64
せん妄…………………………2

そ

早期覚醒………………… 116
蒼白……………………… 7, 152
側臥位……………………… 66
側頭動脈炎………………… 42
足浴………………………… 72

た

体位ドレナージ…………… 65
体温………………………… 2
対光反射の減弱・消失……7, 43
代謝異常…………… 12, 19, 77
体重減少…………………… 33
帯状疱疹…………………… 55
大泉門……………………… 20
大腿骨折………………… 141
大動脈解離………………… 55
唾液分泌亢進……………… 74
打診………………………… 98
脱水……… 2, 19, 27, 75, 78,
　　　　　 85, 92, 140, 141
脱力感……………………… 74
多発性硬化症…………… 148
多発性脳梗塞…………… 136
痰…………………… 60, 66, 67
胆石症……………………… 51
胆嚢炎…………………… 30, 51
痰…………………………… 67
　──の詰まり…………… 19

ち

チアノーゼ……………… 28, 61
チェーンストークス呼吸……… 7
窒息………………… 64, 65, 80
　──のサイン・症状……… 89
　──の対処………………… 89
知能障害…………………… 2
注意力の低下……………… 12
虫垂炎…………………… 49, 76
中途覚醒………………… 116
昼夜逆転………………… 122
腸重積……………………… 20
腸蠕動音…………………… 93
聴診………………………… 98
腸捻転…………………… 50, 94
腸閉塞…………………… 50, 76

て

低栄養……………………… 3
低血圧……………………… 74
低血糖発作………………… 6
低酸素血症………………… 7
低酸素状態……………… 64, 69
低出生体重児……………… 18
低タンパク血症…………… 99
摘便………………………… 78
手の震え…………………… 6
電解質異常…………… 19, 75
てんかん………… 2, 18, 145
転倒………………… 2, 141
転倒しやすい…………… 143

と

頭蓋内圧亢進…………… 42, 78
動悸…………………… 15, 33
瞳孔の異常……………… 7, 78
瞳孔不同…………………… 43
疼痛コントロール不良……… 49
疼痛評価スケール………… 153
糖尿病………………… 2, 6, 8
頭部外傷…………………… 6
吐血…………………… 50, 78
突出痛……………………… 44
突発的な嘔吐……………… 78

な

内耳性疾患………………… 77
内分泌疾患……………… 12

に

入眠困難………………… 116
尿混濁……………………… 30
尿失禁…………………… 143
尿量減少…………………… 29
尿路感染症……………… 146
尿路結石…………………… 51
認知機能障害……………… 9
認知症
　…… 2, 11, 127, 143, 145

ね

熱感………………………… 31
熱中症………… 3, 27, 78, 141
ネフローゼ症候群………… 108
捻挫……………………… 109

の

脳圧亢進症状……………… 20
脳炎…………… 12, 21, 42, 44
脳外傷…………………… 136
脳器質性疾患…………… 127
脳血管疾患………… 145, 147
脳血管障害
　………… 2, 77, 136, 140,
　　　　　　　　142, 146
脳梗塞……………………… 43
脳シャント不全…………… 19
濃縮尿……………………… 29
脳出血……………………… 43
脳腫瘍… 41, 44, 77, 78, 142
脳障害……………………… 6
脳神経障害………………… 2
脳性麻痺………………… 145
脳転移…………………… 141
脳転移症状……………… 140
脳動脈解離………………… 41
脳ヘルニア………… 145, 147

は

肺炎………………… 28, 57, 69
肺音………………………… 28
肺血栓……………………… 69
排泄………………………… 72
肺塞栓症………………… 109
バイタルサイン…………… 2
排尿痛……………………… 30
背部叩打法………… 65, 84, 89
排便………………… 72, 91, 97
排便抑制…………………… 93
ハイムリック法…… 65, 84, 89
廃用性症候群…………… 143
吐き気　…… 15, 28, 41, 43,
　　　　　　　　74, 93, 98
パーキンソニズム… 137, 143
パーキンソン症候群……… 136
パーキンソン病…… 136, 145
激しい胸痛………………… 54
激しい頭痛……………… 40, 78
激しい腹痛………………… 47
発汗………………… 15, 26, 33
発熱
　…24, 44, 69, 92, 93, 140
羽ばたき振戦……………… 8

ひ

腓骨神経麻痺…………… 137

157

ビジュアル・アナログ・スケール
　……………………………… 153
脾臓触知…………………… 99
ビタミン欠乏症…………… 12
微熱………………………… 33
皮膚温の低下……………… 138
皮膚感染症………………… 30
表情の変化………………… 4
病的骨折…………………… 146
頻尿………………………… 30
頻脈…………………… 16, 74

ふ
ファーラー位……………… 66
フェイススケール………… 153
深い褥瘡…………………… 30
副交感神経………………… 72
副雑音……………………… 28
腹水…………………… 96, 99
腹水貯留…………………… 100
腹痛………… 29, 47, 76, 91, 93
腹部大動脈破裂…………… 50
腹部膨満…………… 96, 106
腹部マッサージ
　…………………… 72, 78, 91, 95
腹壁静脈怒張……………… 99
腹膜炎………………… 50, 92
腹膜刺激症状……………… 50
服薬管理…………………… 120
不顕性誤嚥………………… 82
浮腫………………… 102, 142
不整脈……………………… 16
舞踏運動…………………… 136
不眠………………………… 114
不明熱……………………… 35
ふらつき…………… 141, 143

へ
閉塞性動脈硬化症… 138, 141
ペインスケール…………… 153
ヘルニア…………………… 57
変形性脊椎症……………… 145
片頭痛………………… 40, 45
便秘………… 29, 52, 72, 78, 90

ほ
蜂窩織炎
　…… 30, 35, 109, 141, 142
膀胱留置カテーテル……… 30
歩行時の痛みやしびれ…… 143
歩行障害…………………… 136

ポジショニング…………… 148
発疹………………………… 33

ま
末梢循環不全……………… 7
末梢神経障害………… 139, 143
末梢動脈疾患……………… 143
末梢動脈触知……………… 142
麻痺…………………… 43, 78
慢性気管支炎……………… 69
慢性硬膜下血腫…………… 12
慢性閉塞性肺疾患………… 65

み
ミオパチー………………… 139
耳鳴り………………… 44, 143
脈拍………………………… 2, 5
脈拍微弱…………………… 152

む
むくみ……………………… 102
無呼吸……………………… 7
むずむず脚症候群………… 116

め
迷走神経反射……………… 5
メニエール病………… 141, 147
めまい……… 41, 43, 74, 77,
　　　　　　　141, 143, 146

も
物忘れ……………………… 12
門脈圧亢進………………… 99

や
薬剤の副作用……………… 140

よ
腰椎椎間板ヘルニア……… 148
腰痛………………………… 30
腰部脊柱管狭窄症
　………………… 139, 143, 148

ら
ラクナ梗塞………………… 136

り
緑内障………………… 42, 45
リンパ管炎………… 108, 109
リンパ節腫脹……………… 33
リンパ浮腫………………… 110
リンパ漏…………………… 110

れ
冷汗
　… 7, 74, 78, 93, 98, 152
レストレスレッグス症候群
　………………… 116, 127

ろ
老年期うつ病……………… 10
肋間神経痛………………… 55

略語・欧文

COPD (chronic obstructive pulmonary disease) …… 65
GCS (Glasgow Coma Scale)
　……………………… 18, 151
HOT (home oxygen therapy)
　……………………………… 61
JCS (Japan Coma Scale)
　……………………………… 150
NRS (numeric rating scale)
　……………………………… 153
ORS (oral rehydration solution) ……………… 31
ORT (oral rehydration therapy) ………………… 31
SpO_2 ………………… 7, 65
VAS (visual analogue scale)
　……………………………… 153

装丁：糟谷一穂
本文デザイン：糟谷一穂
カバー・本文イラスト：橋本 豊
DTP制作：広研印刷

緊急時にどう動く？
症状別 在宅看護ポイントブック

2015年8月5日　第1版第1刷発行	監　修	鈴木　央
2023年7月10日　第1版第7刷発行	編　集	平原　優美
	発行者	有賀　洋文
	発行所	株式会社 照林社

〒112-0002
東京都文京区小石川2丁目3-23
電話　03-3815-4921（編集）
　　　03-5689-7377（営業）
https://www.shorinsha.co.jp/
印刷所　共同印刷株式会社

- 本書に掲載された著作物（記事・写真・イラスト等）の翻訳・複写・転載・データベースへの取り込み、および送信に関する許諾権は、照林社が保有します。
- 本書の無断複写は、著作権法上での例外を除き禁じられています。本書を複写される場合は、事前に許諾を受けてください。また、本書をスキャンしてPDF化するなどの電子化は、私的使用に限り著作権法上認められていますが、代行業者等の第三者による電子データ化および書籍化は、いかなる場合も認められていません。
- 万一、落丁・乱丁などの不良品がございましたら、「制作部」あてにお送りください。送料小社負担にて良品とお取り替えいたします（制作部 ☎0120-87-1174）。

検印省略（定価はカバーに表示してあります）
ISBN978-4-7965-2357-8
©Hiroshi Suzuki, Yumi Hirahara/2015/Printed in Japan